＼ 川上晶也の ／

「コロナに負けない!」
健康レシピ手帖

JN055187

健康料理家
川上晶也

健康レシピ手帖
もくじ

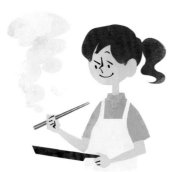

免疫力を上げるためにしたい10のこと

2020年初頭に発生した新型コロナの影響で、今までの生活様式を見直す流れが出始めています。
そんな変わりつつある生活の中で、免疫力を上げるためにできる10のことをあげてみました。

2 たくさん笑う

笑いは免疫力を上げる最大の力

- リウマチ患者に落語を聞かせたら、
  症状が改善した
- 吉本新喜劇を見るとNK細胞が3倍に増えた
- 糖尿病患者に漫才を見せたら、
  血糖値が改善した
  …などのデータもあるらしい

参考サイト【健康長寿ネット】

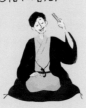

1 おいしいものを食べる

おいしいと感じる喜びが
免疫力を上げる

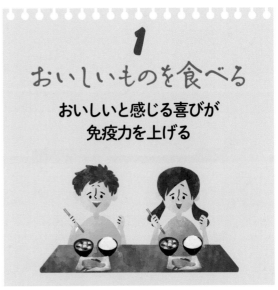

4 水を飲む

カラダの約60%は水でできている
おいしい水はカラダにいい

- ミネラルウォーターから
  ミネラルはとれない
  →無機ミネラル
- ミネラルは、魚介、野菜、
  海藻、キノコからとる
  →有機ミネラル

3 太陽を浴びる

紫外線は、カラダの免疫機能を支える
ビタミンDをつくる材料になる

- 太陽を浴びることでつくられる幸せホルモンは、
  夜にぐっすり寝るための材料になる
- ウォーキングや自転車など、
  有酸素運動をプラスする

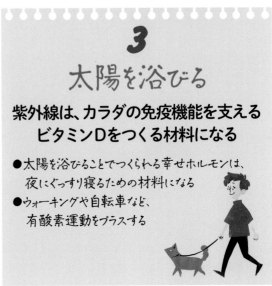

6

夜はリラックス
（頭を使い過ぎない）

頭を使いすぎると疲れる
→脳は基礎代謝の20％程度を占める
と言われている

●夜は、交感神経(活発)を
抑えて、副交感神経
(リラックス)を優位にする

5

旅行する

旅の解放感は免疫力を上げる
森林浴もオススメ

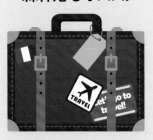

8

くよくよしない

カラダにストレスがかかると、
免疫力は極端に下がる

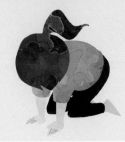

7

湯船につかる

湯船につかると血行が良くなり、
免疫力も上がる
副交感神経が優位になり、
ぐっすり眠れる

10

ストイックにならない

禁欲＝健康、ではない
ココロとカラダのバランスを
大切にする

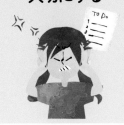

9

ぐっすり眠る

疲れたカラダは免疫力が下がる
ぐっすり眠れる習慣を身につける

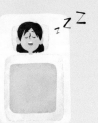

『万能だし』を作る

本書では、味つけのキホンとして、自家製の『万能だし』を使用しています。
色々な家庭料理を、手軽でおいしくヘルシーにしてくれるので、とても便利です。
お家で簡単に作り置きできるので、ぜひ活用してください。

［万能だしの作り方］

●用意するもの

本みりん	1カップ（200ml）
しょうゆ	煮切った後のみりんと同量
だしパック	15g〜20g

ボウル→材料が入る大きさのもの
キッチンスケール→食材の重さをはかるときに
用いる調理用の秤

●作り方

1 鍋にみりんを1カップ（200ml）入れて火にかけ、沸騰したら弱火で2分煮て、アルコールを飛ばす。→『煮切りみりん』
※アルコールが飛ぶと、泡が大きくなる。

2 キッチンスケールにボウルを乗せ、①の重さを量り、それと同量のしょうゆを加える。

3 鍋に②とだしパックを入れて火にかけ、沸騰する直前に弱火にして2分、コトコト煮る。

4 火を消して冷めたら、だしパックを絞ってとり出し、容器に移して冷蔵庫で保存。
（1か月以上保存可）

【万能だしのいいところ】

● だし汁を作る手間がなくなる
● 素材の風味を活かした、
　深い味の料理が簡単にできる
● 料理に旨味がしっかりと出るので、
　塩分と砂糖の量を減らせる
● 『和のおかず』のベースとして何にでも使える
● 料理のレパートリーが広がる
● 冷蔵庫の余りもので、色々作れるようになる
● 家庭料理のキホンが身について、
　料理上手になれる

Point!!

・みりんを煮るときは、必ず弱火にする
※強火で煮ると、みりんに火がつくので危険
・みりんを煮切ったあとは分量が減るので、しょうゆの量はそれに合わせる
・だしパックは、原材料に塩や他の調味料が入っていない、『素材のみ』のものを使う
・多めに作るときは、材料をすべて倍量にする

Memo

・しょうゆを『うすくちしょうゆ』に変えると、淡い色の万能だしになる
→だし巻き、おひたし、うどんつゆ、などにオススメ

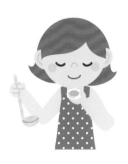

万能だし
〜キホンの合わせ方〜

■きんぴらの素
※食材200gに対して

万能だし	大さじ2（36g）
料理酒	大さじ1（15g）
きび砂糖	小さじ1（3g）

■だし巻き
※うすくちしょう茹で『万能だし』を作ると、色が落ち着く。

万能だし	大さじ1/2（9g）
水	大さじ1と1/3（20ml）
卵	2コ

■煮物だし

万能だし	大さじ2（36g）
料理酒	大さじ1（15g）
きび砂糖	小さじ1（3g）
水	1/2カップ（100ml）

■魚の煮つけ
※きび砂糖をなくすと、『炊き込みごはんのだし』になる。

万能だし	大さじ2（36g）
料理酒	大さじ1（15g）
きび砂糖	小さじ1（3g）
水	大さじ4（60ml）

■ポン酢
※少し寝かせると、味のカドがとれて丸くなる

万能だし	大さじ1（18g）
しょうゆ	小さじ1（6g）
バルサミコ酢	小さじ1（5g）
ゆず果汁	小さじ1（6g）
オレンジ果汁	小さじ1（6g）

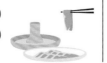

万能だし
〜キホンのうすめ方〜

万能だしは、和食のキホン『しょうゆ：みりん＝1：1』がベースなので、冷奴、刺身などにはそのままで。水で薄めれば、お浸し、煮物、そば・うどんつゆ、鍋料理などにも役立ちます。

そのままで

万能だし	適量
薬味（ネギ、生姜、ミョウガ、しそなど）	適量

おひたし

万能だし	大さじ1（18g）
水	大さじ1（15ml）

三杯酢

万能だし	大さじ2（36g）
米酢	大さじ1（15g）

つけつゆ

万能だし	大さじ1（18g）
水	大さじ4（60ml）

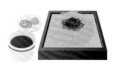 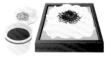

かけつゆ・鍋つゆ

万能だし	大さじ2（36g）
水	1カップ（200ml）

調味料リスト

調味料は、なるべく近隣のスーパーで手に入る無添加のものを選んでいます。
中には手に入りにくいものもあるかもしれませんが、
もちろん普段からご家庭にある調味料を使用しても何の問題もありません。

 [砂糖]   **[塩]**   **[酢]** **[しょうゆ]** **[みそ]**

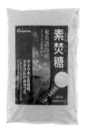

素焚糖
大東製糖

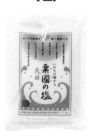

粟国の塩
沖縄ミネラル研究所

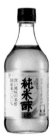

純米酢
ミツカン

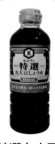

**特選丸大豆
しょうゆ**
キッコーマン

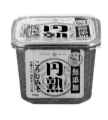

**無添加円熟
こうじみそ**
ひかり味噌

[みりん] **[酒]** **[塩こうじ]** **[べに花油]** **[ごま油]** **[オリーブオイル]**

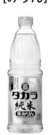

純米本みりん
タカラ

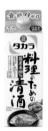

**料理のための
清酒**
タカラ

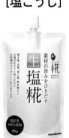

生塩糀
マルコメ

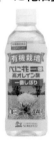

**有機栽培べに花
一番**
創健社

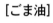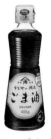

純正ごま油
かどや

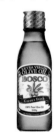

**エキストラヴァージン
オリーブオイル**
ボスコ

[マヨネーズ] **[トマトピューレ]** **[コンソメの素]** **[鶏ガラスープの素]** **[昆布だし]** **[だしパック]**

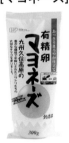

**有精卵
マヨネーズ**
創健社

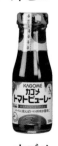

**カゴメ
トマトピューレ**
カゴメ

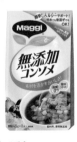

無添加コンソメ
マギー

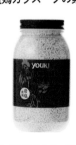

**化学調味料無添加
のガラスープ**
ユウキ食品

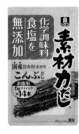

**素材力だし
(こんぶだし)**
リケン

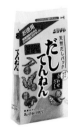

だしてんねん
シマヤ

※ここで紹介されている商品はすべて、2020年5月現在のものです。

マークの見方

~10min
10分以内

10min~
10分以上

まぜる

電子レンジ使用

フライパン使用

鍋使用

冷蔵で3～5日
冷凍可

保存方法と期間

副菜・小鉢

主菜

ごはん・麺

汁物

レシピ内の『万能だし』は、
以下の内容で代用することもできます。

万能だし	大さじ1（18g）

↓

しょうゆ	大さじ1/2（9g）
みりん風調味料	大さじ1/2（9g）
昆布だし（顆粒）	少々

※材料をボウルに入れてまぜる

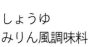
川上イチ押しの
主食

［もち麦ごはんの炊き方］

米	1合
もち麦	50g
水	280ml
※1合分	180ml
※1/2カップ	100ml

1 米を研ぎ、炊飯器のメモリに合わせていつも通りの水加減にし、もち麦50gと水1/2カップを追加する。

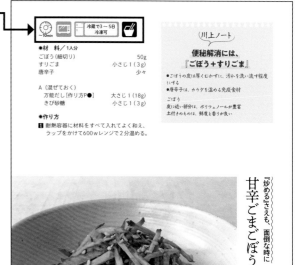

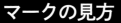
●~10min 冷蔵で3～5日 冷凍可

●材料／1人分
ごぼう（細切り）	50g
すりごま	小さじ1（3g）
唐辛子	少々

A（混ぜておく）
万能だし［作り方P●］	大さじ1（18g）
きび砂糖	小さじ1（3g）

●作り方
1 耐熱容器に材料をすべて入れてよく和え、ラップをかけて600wレンジで2分温める。

川上ノート

便秘解消には、
『ごぼう＋すりごま』

●ごぼうの皮は薄くむかずに、汚れを洗い流す程度にする
●唐辛子は、カラダを温める免疫食材
ごぼう
皮に近い部分は、ポリフェノールが豊富
土付きのものは、鮮度と香りが良い

『炒める』さえも、面倒な時に
甘辛ごまごぼう

17

［この本のルール］

●分量は1人分を基本にしていますので、人数ごとに倍量にしてください。

●分量は、ほぼグラム表記です。水はg＝mlです。

●しょうが・にんにくは生を使っています。どちらも強い整腸作用を持つこと、料理の風味が格段に上がるので、なるべく生をご使用ください。

●塩の代わりに塩こうじを使っています。塩分を抑えられるだけではなく、発酵食品である塩こうじは腸活に有効だからです。

●本書でのごはんは白米にもち麦を混ぜた「もち麦ごはん」です。もち麦や蕎麦は、主食の中でも低～中GL値であるため、糖質の吸収が緩やかになります。

●パスタは3カップの湯（600ml）に対して、5gの塩で茹でてください。体液に近い塩分濃度で茹でることで、後から余分な塩分を足さなくて済みます。

●電子レンジは600wのものを使用しています。

●電子レンジやオーブンレンジで加熱する際は、必ず耐熱皿を使用してください。

善玉菌を増やして免疫細胞を強くする

腸活レシピ

川上ノート

カラダの免疫力を上げる基本は、

まず腸内環境を整えること＝腸活

免疫細胞は腸内の善玉菌をエサにして強くなる
→便秘やおなかが緩い状態では免疫力が上がらない

健康な人の腸内細菌のバランスは

| 善玉菌 20% | ← ⋯⋯⋯ | 日和見菌 70% | ⋯⋯⋯ → | 悪玉菌 10% |

善玉菌が増えれば
善玉菌の味方になる

悪玉菌が増えれば
悪玉菌の味方になる

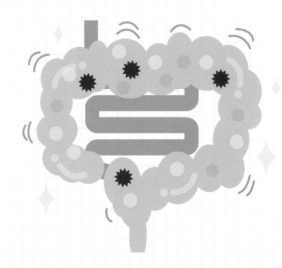

善玉菌を増やす料理のポイントは、大きく分けて2つ

1 善玉菌を含む食べ物

発酵食品

| みそ | 納豆 | キムチ | ぬか漬け | 酢 | ヨーグルト |

塩こうじ　　チーズ　　など

2 善玉菌のエサになる食べ物

食物繊維

・食物繊維には水溶性食物繊維と不溶性食物繊維がある
・善玉菌のエサになるのは主に水溶性食物繊維
・腸内環境を整えるには、水溶性：不溶性＝1：2のイメージ
・不溶性食物繊維は便秘に良い。→ただし、偏ると便が硬くなって便秘が悪化するので注意

水溶性食物繊維が多い　　　**不溶性食物繊維が多い**

海藻類　　にんにく　　　　キノコ類　　キャベツ　　ブロッコリー

両方をバランスよく含む

納豆　　アボカド　　ごぼう　　モロヘイヤ　　オクラ　　ほうれん草

オリゴ糖

キャベツ　　玉ねぎ　　アスパラ　　ごぼう　　にんにく

ごま酢キャベツ

腸活の第一歩はココから

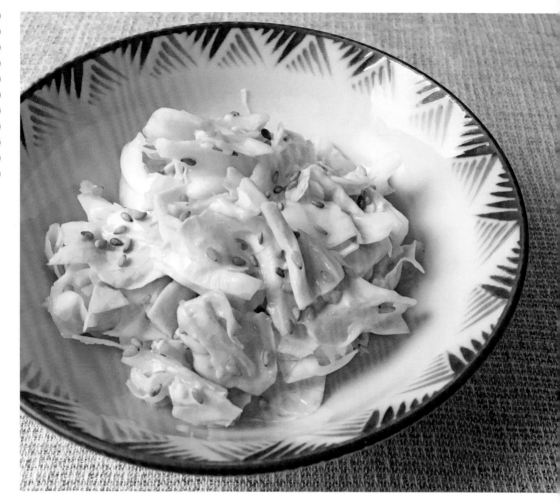

 ~10min   冷蔵で3〜5日

●材　料／1人分

キャベツ	200g
すりごま	大さじ1（9g）

A（混ぜておく）

塩こうじ	大さじ1（18g）
リンゴ酢	大さじ4（60g）

●作り方

1 キャベツを食べやすい大きさに手でちぎり
Aと和え、すりごまをふり、キャベツがしん
なりするまで冷蔵庫で寝かせる。

〈川上ノート〉

酢＋キャベツ→善玉菌が増える

●甘みが欲しいときは、Aにきび砂糖を小さじ1
（3g）を足す

●多めに作り置きして、毎日少しずつ食べる

キャベツ
胃腸を整える（キャベジン）
がん予防

ごま
肝臓を守る・高血圧を防ぐ
すりごまにして食べないと栄養がとれない

冷蔵で3〜5日

〜10min

●材　料／1人分

オクラ(粗みじん)	2本
キムチ	30g
納豆	1パック
万能だし[作り方P6]	小さじ1（6g）

●作り方

1 ボウルに納豆を入れてよく混ぜ、付属のたれを合わせる。

2 ①にオクラ、キムチ、万能だしを入れて全体を和える。

川上ノート

納豆＋キムチ
→植物性の乳酸菌が増える

※生きたまま腸に届く

オクラ

加熱しても栄養がこわれない

[オクラの産毛をとる方法]
※口当たりが気にならなければとらなくても良い

1. ネットから出さずに塩を振る
2. そのまま全体をすり合わせる
3. 水洗いする

納豆

ネバネバが大切→水分や熱が加わるとダメになる
血栓を溶かしてくれる→脳梗塞・心疾患の予防に○

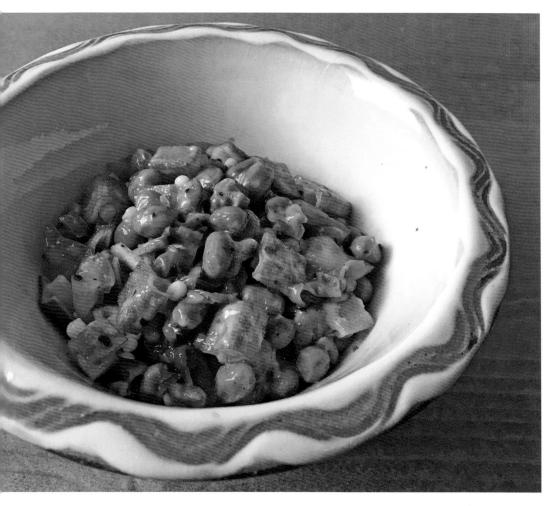

まぜるだけで乳酸菌が10倍
オクラキムチ納豆

大根梅キムチ

意外とクセになる『梅＋キムチ』

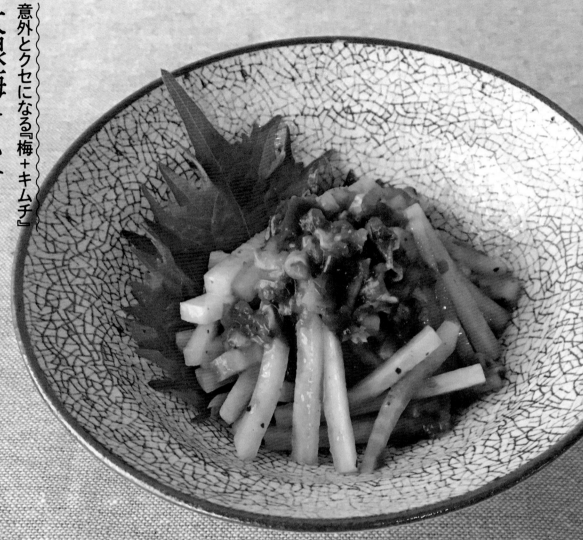

  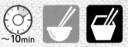
~10min

●材　料／1人分

大根（細切り）	50g
梅干し（梅肉）	10g
キムチ（みじん切り）	30g
万能だし［作り方P6］	小さじ1（6g）

●作り方

1 梅干しの種をとり、梅肉を包丁でたたいてペースト状にし、ボウルに入れてキムチと和える。

2 ①に、大根と万能だしを入れて全体をよく和える。

（川上ノート

梅干しは塩分8%のものを使う

●大根は上部を使用する→甘い

大根

消化を助ける
上部　＝甘い（サラダ）
真ん中＝甘みと辛みのバランス○（煮物）
下部　＝辛い（みそ汁、大根おろし）

梅干し

ミネラルの吸収を助ける
1日1個までが目安

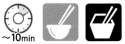

● 材　料／1人分

長いも（皮をむいて細切り）	50g
わかめ　（水で戻してよく絞る）	20g
すりごま	小さじ1（3g）

A（混ぜておく）※三杯酢

万能だし［作り方P6］	小さじ2（12g）
米酢	小さじ1（5g）

● 作り方

1 ボウルに材料をすべて入れてよく和える。

万能だし［作り方P6］

川上ノート

『酢＋わかめ』が、ミネラル補給のキホン

● 酢には、ミネラルの吸収を良くするはたらきがある

長いも

長いものぬめり成分→善玉菌を増やす
すり下ろすときは皮つきのままでOK
カラダの粘膜を保護する

わかめ

がん予防
高血圧を防ぐ

腸活＋ミネラル補給

長いもとわかめの三杯酢

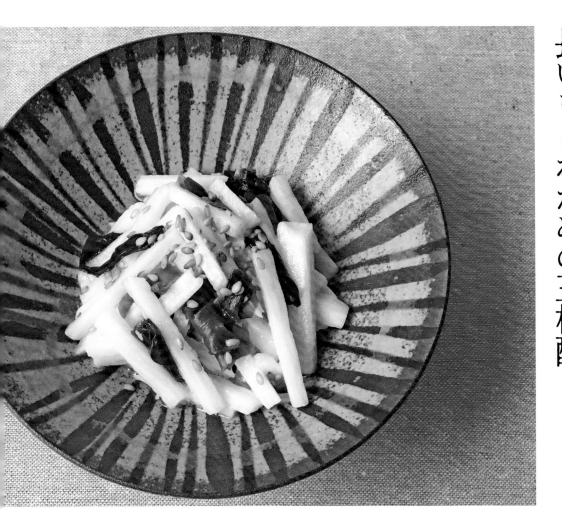

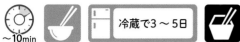

〜10min　　　　冷蔵で3〜5日

●材　　料／1人分

モロヘイヤ（水洗いして4cmにカット）　100g
しらす　　　　　　　　　　　　　　　20g

A （混ぜておく）
　万能だし[作り方P6]　　　大さじ1（18g）
　水　　　　　　　　　　　大さじ1（15ml）

●作り方

1 耐熱容器にモロヘイヤとAを入れてラップ
　をかけ、600wレンジで2分温める。

2 ①にしらすを入れて全体を和える。

（川上ノート）

カルシウムを効率よくとりたい ときは『しらす＋モロヘイヤ』

●モロヘイヤは根元の硬いところをとり除く

モロヘイヤ
刻んだ時のネバネバが腸活のポイント。
βカロテンとカルシウムが、野菜の中でトップクラス
ビタミンCやEの美容効果も◎

しらす
免疫機能を支えるビタミンDが豊富
→モロヘイヤのカルシウムの吸収を助ける

夏の腸活はモロヘイヤで決まり

しらすとモロヘイヤのおひたし

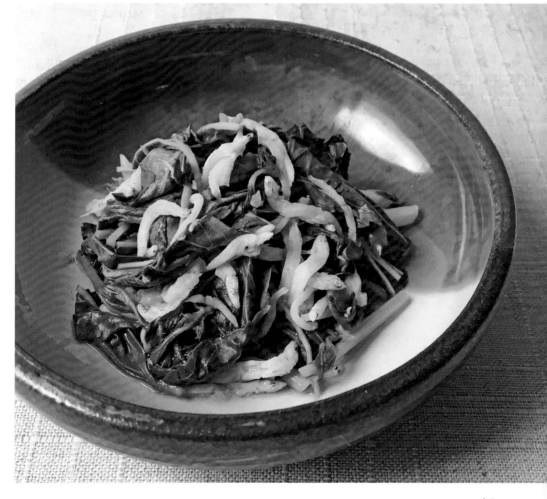

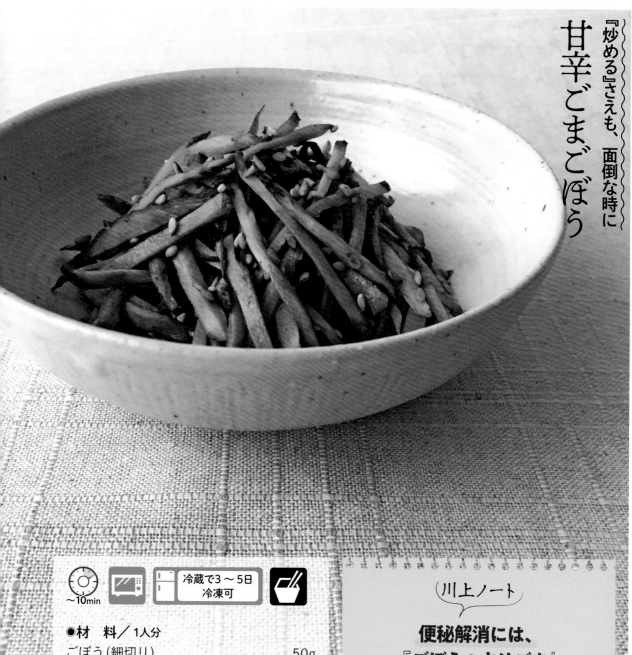

甘辛ごまごぼう

|
〜10min | | | 冷蔵で3〜5日
冷凍可 | |

川上ノート

便秘解消には、
『ごぼう＋すりごま』

● ごぼうの皮は厚くむかずに、汚れを洗い流す程度にする

● 唐辛子は、カラダを温める免疫食材

ごぼう
皮に近い部分は、ポリフェノールが豊富
土つきのものは、鮮度と香りが良い

●材　料／1人分

ごぼう（細切リ）	50g
すりごま	小さじ1（3g）
唐辛子	少々
A（混ぜておく）	
万能だし［作リ方P6］	大さじ1（18g）
きび砂糖	小さじ1（3g）

●作リ方

1 耐熱容器に材料をすべて入れてよく和え、
　　ラップをかけて600wレンジで2分温める。

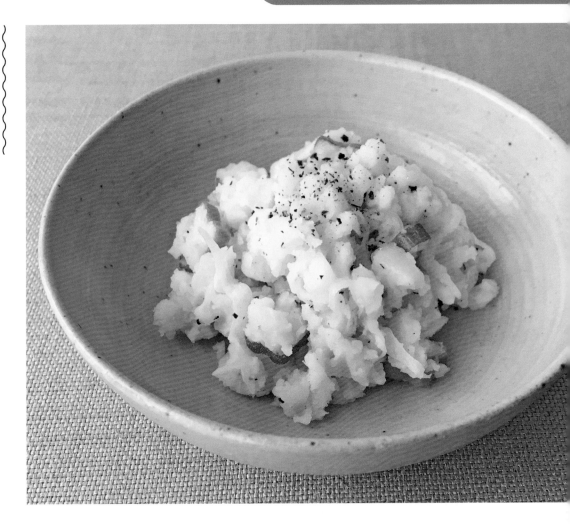

玉ねぎとオクラのポテトサラダ

〜飾らない味が一番〜

 〜10min　　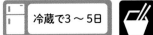 冷蔵で3〜5日　

●材　料／1人分

じゃがいも（皮をむいて、ざく切り）	150g
玉ねぎ　（スライス）	30g
オクラ　（小口切り）	2本

A（混ぜておく）

米酢	小さじ1（5g）
きび砂糖	小さじ1（3g）
マヨネーズ	大さじ3（36g）

●作り方

1 じゃがいもを耐熱容器に入れてラップをかけ、600wレンジで3分温める。

2 ①をボウルに移して潰し、玉ねぎ、オクラ、Aを入れてよく混ぜる。

（川上ノート）

ポテトサラダは、『酢をちょっと』がキホン

※味が引き締まる

- ●じゃがいもは男爵いもを使う→潰しやすい
- ●玉ねぎを水にさらすのは×→血液さらさら成分（硫化アリル）が流れてしまう

じゃがいも
冷めたジャガイモは整腸作用がある
（レジスタントスターチ）
じゃがいもは加熱してもビタミンCが減らない

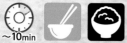

●材　料／1人分

納豆	1パック
アボカド(小さくカットする)	1/4個
ミョウガ(千切り)	少々
もち麦ごはん[作り方P9]	適量

A (混ぜておく)
| 万能だし[作り方P6] | 大さじ1/2 (9g) |
| わさび(粉わさびを水で溶く) | 適量 |

●作り方

1 納豆をよく混ぜてボウルに入れ、アボカド
とAを加えて和える。

2 もち麦ごはんの上に①をのせて、ミョウガ
を添える。

（川上ノート）

『アボカド＋納豆』
→血液サラサラ効果も大

※風味の相性も良い

アボカド
1年中手に入る、最高の整腸果物
ビタミンEが豊富→美容効果○

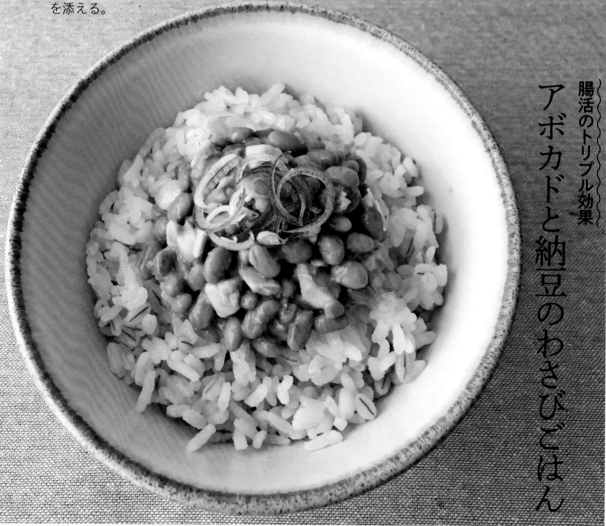

腸活のトリプル効果

アボカドと納豆のわさびごはん

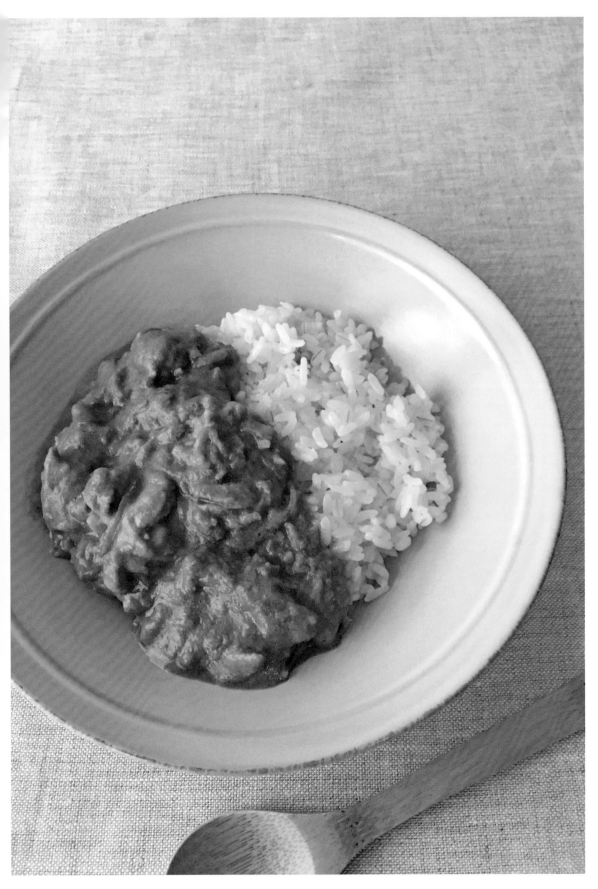

玉ねぎとヨーグルトのチキンカレー

  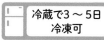
冷蔵で3〜5日
冷凍可

〜10min

●材　料／1人分

鶏もも肉（一口大にカット）	80g
にんにく（みじん切り）	5 g
しょうが（みじん切り）	5 g
玉ねぎ（スライス）	30g
オリーブオイル	小さじ1（4 g）
料理酒	大さじ2（30g）
もち麦ごはん[作り方P9]	適量

A（混ぜておく）※カレーソース

トマトピューレ	50g
カレー粉	大さじ1/2（3 g）
コンソメの素（顆粒）	小さじ1（2.5g）
はちみつ	小さじ1（7 g）
塩こうじ	小さじ1/2（3 g）
オイスターソース	小さじ1/2（3 g）
ヨーグルト（プレーン）	70g

●作り方

1. フライパンにオリーブオイル、にんにく、しょうがを入れて火にかけ、香りが立ったら鶏肉を炒め、鶏肉に焼き色がついたら玉ねぎを加えて炒める。

2. ①に酒をまわしかけてフタをし、中火で鶏肉を蒸し焼きにする。

3. ②の水分が飛んだらAを入れて全体をよく混ぜ、沸騰したらフタをして火を消し、そのまま常温まで冷ます。

川上ノート

玉ねぎ＋ヨーグルト
→善玉菌が増える

※ヨーグルトの乳酸菌は加熱すると死滅するが、
善玉菌のエサになる

●一度常温まで冷ますことで、とろみ度UP＋鶏肉が柔らかくなる
●カレーソースを加熱しながらしばらく混ぜると、色が濃くなる→全体の色が濃くなったタイミングで火を消す

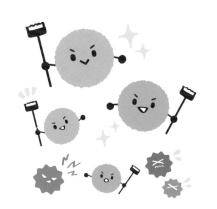

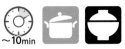

～10min

●材　料／1人分

もずく酢（三杯酢）	1パック
玉ねぎ（スライス）	30g
貝割れ大根	少々
米みそ	大さじ1/2（9g）

A（混ぜておく）

水	1/2カップ（100ml）
昆布だし（顆粒）	少々

●作り方

1 鍋にA、もずく、玉ねぎ、を入れて火にかけ、沸騰直前に火を止めてみそを溶かす。

2 器に入れて貝割れ大根を添える。

〈川上ノート〉

『もずく＋みそ』で、がん予防

●もずく酢の、ほのかな酸味で味が引き締まる
●だしは、好みのものでOK
●夏は冷製スープとしても使える

〈和風酸辣湯!?〉
もずくみそスープ

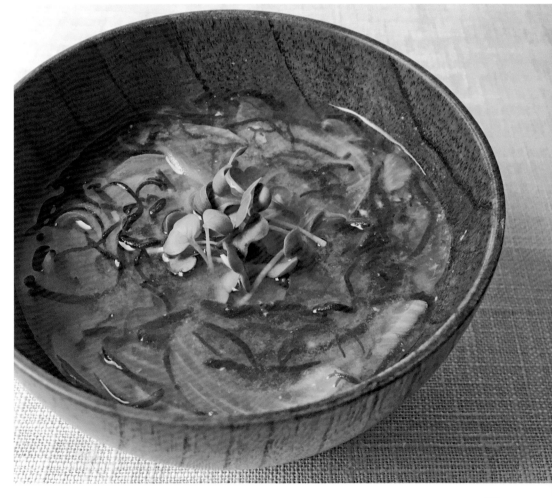

血糖値を下げたいときも『腸活』

血糖値が気になるときは、本書11ページの『善玉菌を含む食べ物』と、『善玉菌のエサになる食べ物』を中心に食材を選んでください。

腸活食材には、免疫力だけでなくカラダ全体の健康を守ってくれる様々なメリットがあります。

特に水溶性食物繊維が多い海藻類は、腸内で糖質の吸収を緩やかにして、血糖値の上昇を抑えるはたらきが強いので、大いに役立ってくれます。

そして、なるべくGL値（グリセミックロード：血糖負荷）の低い食材を選んで料理しましょう。

本書のレシピは、GL値の高いものをほぼ含んでおらず、全体の糖質量も抑えていますので、血糖値対策としてもそのまま利用できますが、気になる場合は表を見ながら少し食材を変えて楽しんでください。

注
●GL値は、従来のGI値（グリセミックインデックス）と比べて、一般的な食事量に対して、より忠実に糖質負荷を表した指標です。
●GL値は食べる量によって変動します。（例）茹でた蕎麦を200g食べるとGL値は倍の28になり、高血糖リスク（大）になります。
●ナッツ類のように、GL値が低くてもカロリーが高いものは食べ過ぎに注意しましょう。
●GL値は研究機関により差がありますので、あくまで目安として判断してください。

20以上→高血糖リスク（大）　GL値

インスタントラーメン	47
白ごはん	41
うどん（茹で）	30
春雨	26
食パン	24
そうめん（茹で）	22
パスタ（茹で）	22

インスタントラーメン　　白ごはん　　うどん

11～20→高血糖リスク（中）　GL値

いも類（じゃがいも、さつまいも）	15～16
かぼちゃ	14
そば（茹で）	14
バナナ	12

いも類　　かぼちゃ　　そば

10以下→高血糖リスク（低）　GL値

いも類（里いも、長いも）	5～9
野菜全般（かぼちゃを除く）	0～9
ナッツ類	0～5
枝豆・納豆・豆腐	1～2
肉・魚全般	0～1
ごま	0

いも類　　野菜全般　　ナッツ類

免疫細胞（マクロファージ）を活性化する

免疫ビタミンLPS レシピ

川上ノート

マクロファージとは

→白血球の1種で、異物を食べながらカラダの隅々まで
掃除してくれる免疫細胞のこと
マクロファージのはたらきをより強くしてくれるのが、
免疫ビタミンと呼ばれるLPS（リポポリサッカライド）
LPSを多く含む料理は、カラダの免疫力を上げて、
様々な病気の予防につなげてくれる

LPSの効果

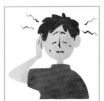
感染症

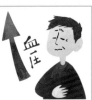
高血圧

糖尿病

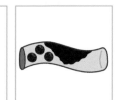
動脈硬化

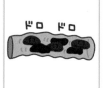
高脂質症

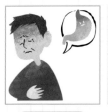
がん

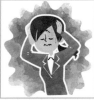
うつ病

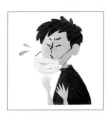
花粉症

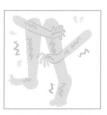
アトピー

LPSを多く含むオススメフード

食品		LPS量※ （μg）	食べるときの 目安量	目安量を摂取したときの LPS量※（μg）
	ひらたけ	60	きのこ汁1杯（40g）	430
	そば	2.9	1人前（100g）	290
	ひじき	30	おひたし（40g）	120
	めかぶ	42.8	1パック（25g）	64
	ごま	3.4	大さじ2	55
	れんこん	5.0	きんぴら（30g）	52
	岩のり	200	佃煮（5g）	50
	ほうれん草	1.3	おひたし（68g）	15
	しいたけ	0.6	中2個	13

※乾燥サンプル1gあたりの含有量　注意：食品は調理後に水分を含むため、摂とLPS量は乾燥サンプルにLPS値に料理の重さをかけた数字にはならない。出典：杣 源一郎著『ガンも認知症も寄せつけない「免疫ビタミン」のすごい力』（ワニブックス）

LPSの摂と目標 ▶ 体重1kgに 10μg（マイクログラム） ▶ 体重が50kgの人は 500μg

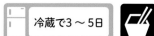 ～10min 冷蔵で3〜5日

●材　料／1人分

ひらたけ(手でほぐす)	1パック(100g)
輪唐辛子	少々

A （混ぜておく）

ごま油	小さじ1（4g）
しょうゆ	小さじ1/2（3g）
昆布だし(顆粒)	小さじ1/2（2g）
すりごま	小さじ1（3g）

●作り方

1 ひらたけと輪唐辛子を耐熱容器に入れ、ラップをかけ、600wレンジで90秒温める。

2 ①とAをよく和える。

川上ノート

ひらたけは、免疫力UPの定番キノコとして常備する

●ひらたけはクセがないので、どんな料理にも合う

LPS断トツの新定番キノコ

ひらたけのナムル

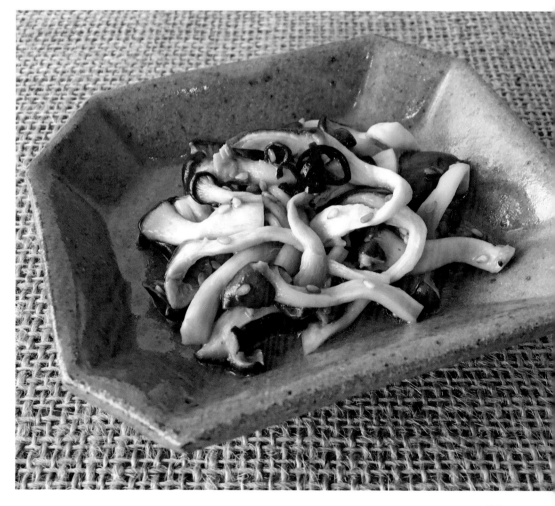

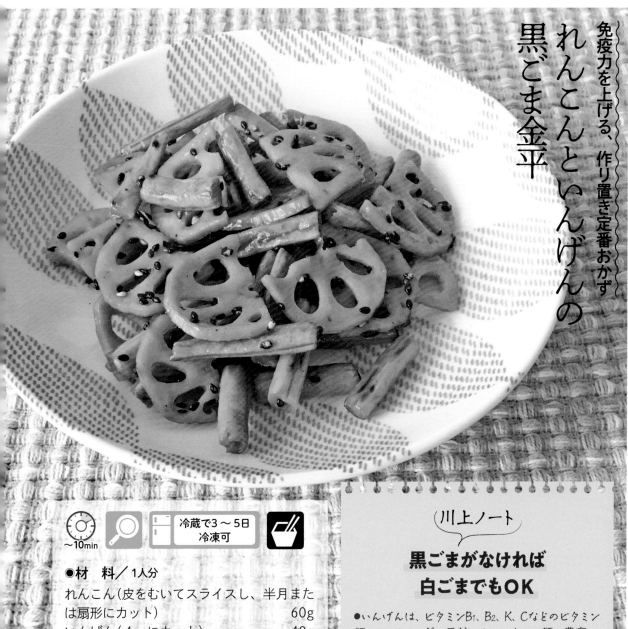

免疫力を上げる、作り置き定番おかず
れんこんといんげんの黒ごま金平

~10min ／ 冷蔵で3〜5日 冷凍可

●材　料／1人分

れんこん（皮をむいてスライスし、半月または扇形にカット）	60g
いんげん（4cmにカット）	40g
ごま油	小さじ1（4g）
唐辛子	少々
すりごま（黒）	適量

A（混ぜておく）
★	万能だし［作り方P6］	大さじ1（18g）
	料理酒	小さじ2（10g）
	きび砂糖	ひとつまみ

★A→きんぴらの素大さじ1と1/2（27g）
でも可→P10

川上ノート

黒ごまがなければ
白ごまでもOK

●いんげんは、ビタミンB1、B2、K、Cなどのビタミン類、カリウム、鉄、亜鉛などのミネラル類が豊富→疲労回復を助ける

黒ごま
目に良い
白ごまよりもカルシウムが多い→イライラ対策

●作り方

1 フライパンにごま油と唐辛子を入れて火にかけ、れんこんといんげんを炒め、全体に火が通ったらAを入れて、水分がなくなるまで炒め合わせ、黒ごまを入れる。

アレルギー予防には、れんこん

れんこんとアスパラの カレー炒め

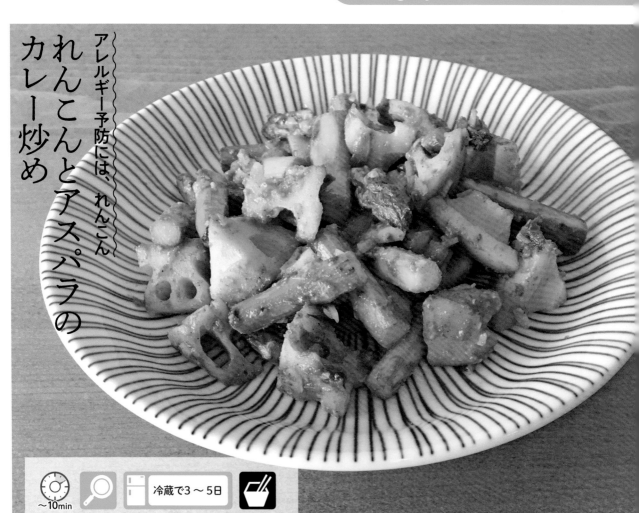

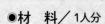 ～10min

🔍

冷蔵で3〜5日

🥢

●材　料／1人分

れんこん（小さく乱切り）	60g
アスパラガス（皮をむき4㎝にカット）	40g
にんにく（みじん切り）	5g
オリーブオイル	小さじ1（4g）

A（混ぜておく）
塩こうじ	大さじ1/2（9g）
カレー粉	1g
しょうゆ	小さじ1/2（3g）

●作り方

1 フライパンにオリーブオイルとにんにくを入れて火にかけ、にんにくの香りが立ったられんこんとアスパラガスを入れて炒める。

2 全体に火が通ったらAを入れて炒め合わせる。

川上ノート

れんこんが大きすぎると、 中まで火が通りにくいので注意

●れんこんのあく抜きはいらない、
LPSが流れ出てしまう

●れんこんは、穴が小さくて太いものがおいしい

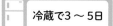 冷蔵で3〜5日

〜10min

●材　料／1人分

ほうれん草	75g
のり佃煮	小さじ1（7g）
すりごま	少々

●作り方

1 ほうれん草を束のままラップで包み、600wレンジで1分温める。

2 ①のラップを外して冷水にさらし、ペーパーで水分を絞り、4cmにカットする。

3 ボウルに②、のり佃煮、すりごまを入れてよく混ぜる。

（川上ノート）

のり佃煮は、少量でLPSがしっかりとれる

ほうれん草
レンジで温めると栄養が逃げない
ビタミンA・C・Eは、小松菜より多い→美容効果◎

ほうれん草のシュウ酸をとり過ぎると…
便と一緒に排出されなかったシュウ酸が、
尿中でカルシウムと結合する→尿路結石の原因

シュウ酸は水に溶けやすいので、
レンジ後に水洗いすればOK！
が、免疫ビタミンLPSも水に溶けやすい…汗

対策→ほうれん草はサッと洗い、
カルシウムを含む食材を合わせる

『ほうれん草＋岩のり』で、免疫力UP＆結石予防

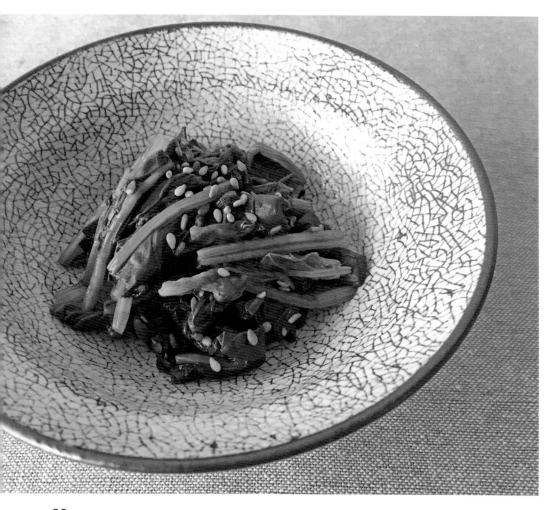

LPS倍増の箸休め

ほうれん草と岩のりの和えもの

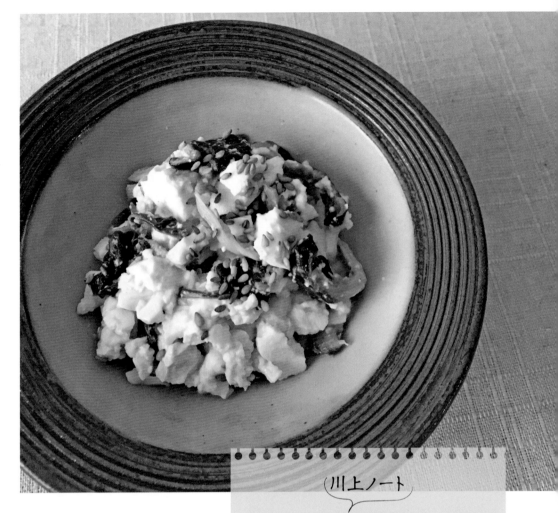

ひらたけと小松菜の白和え

定番小鉢で免疫力UP

   冷蔵で3〜5日

～10min

●材　料／1人分

絹ごし豆腐	150g（水切り後は、およそ100g）
ひらたけ（手で小さく割く）	40g
小松菜（4cmにカット）	30g

A（混ぜておく）

白みそ	小さじ1（6g）
うすくちしょうゆ	小さじ1（6g）
きび砂糖	小さじ1（3g）
すりごま	小さじ1（3g）

川上ノート

なめらかな白和えにしたいときは、キッチンペーパーで豆腐を包み、重しを乗せて30分以上かけてゆっくり水切りする。

●小松菜のカルシウムは、ほうれん草の4倍

●作り方

1. 豆腐をキッチンペーパーで包んで耐熱容器に入れ、ラップをかけずに600wレンジで2分温め、しっかりと水気を切る。
2. ひらたけと小松菜を耐熱容器に入れてラップをし、600wレンジで90秒温め、具材をキッチンペーパーで包み、しっかりと水気を絞る。
3. ボウルに、①、②、A、を入れてしっかりと和える。

●**材　料**／1人分

そば	80g
めかぶ	1パック
ミョウガ(千切り)	適量
青ネギ(小口切り)	適量

A（混ぜておく）
| 万能だし[作り方P6] | 大さじ2 (36g) |
| 水(氷水でも可) | 大さじ8 (120ml) |

●**作り方**

1 鍋に湯を沸かしてそばを茹で、ザルにあけて氷水で冷ます。

2 ①の水気を切って器に盛り、めかぶ、ミョウガ、青ネギを添え、Aをかける。

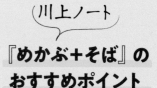

（川上ノート）

『めかぶ＋そば』の おすすめポイント

● どちらもLPS量が豊富
● 腸活作用がプラスできる
● 風味の相性が良い

そば
10割そばがオススメ

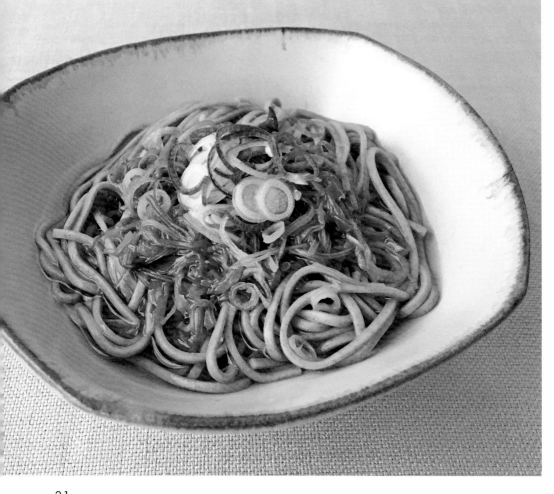

免疫ビタミンLPS、最強の組み合わせ

めかぶそば

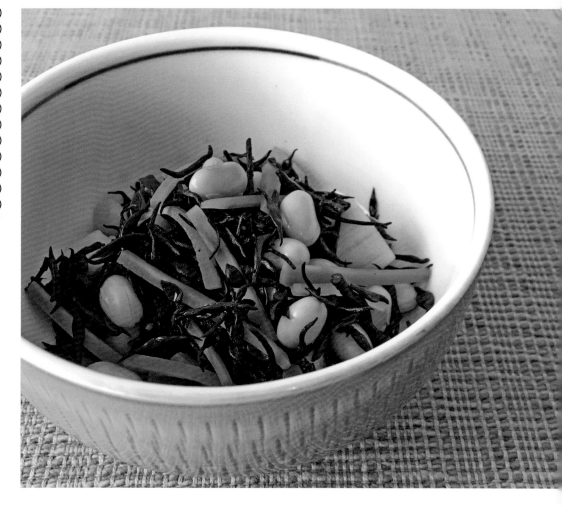

定番の煮物が、免疫力の支え

ひじきの煮物

 ～10min   冷蔵で3〜5日 冷凍可

●材　　料／1人分

乾燥ひじき	10g
れんこん(小さめの乱切り)	50g
にんじん　(細切り)	50g
大豆(缶詰)	50g

A（混ぜておく）

万能だし[作り方P6]	大さじ 2 (36g)
料理酒	大さじ 1 (15g)
きび砂糖	小さじ 1 (3g)
水	1/2カップ(100ml)

〔川上ノート〕

『ひじき＋れんこん』で、免疫力がさらに上がる

●腸活とLPS、両方のはたらきが期待できる

●作り方

1 ひじきを水につけて戻し、ざるにあけて水洗いし、しっかり水気を切る。

2 鍋に、①、れんこん、にんじん、大豆、A を入れて火にかけ、沸騰したら鍋肌がグツグツする程度の火加減にし、落し蓋をして6分煮る。

3 火を止めてそのまま常温まで冷ます。

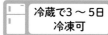

~10min　｜　冷蔵で3〜5日 冷凍可

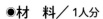

●材　料／1人分

タラ（一口大にぶつ切り）	1切れ（80g）
ひらたけ（手でほぐす）	50g
にんにく（スライス）	5g
オリーブオイル	小さじ1（4g）

A（混ぜておく）
万能だし［作り方P6］	小さじ1（6g）
塩こうじ	小さじ2（12g）
料理酒	大さじ1（15g）

Check!!

塩こうじは、食材の1/10量がおよその目安
※食材100gに対して大さじ1/2（約9g）
→おいしい炒めものが簡単に作れる

●作り方

1 フライパンにオリーブオイルとにんにくを入れて火にかけ、にんにくの香りが立ったら、タラを入れて炒める。

2 タラの表面に火が通ったらひらたけを入れて炒め、Aを入れて水分がなくなるまで全体を炒め合わせる。

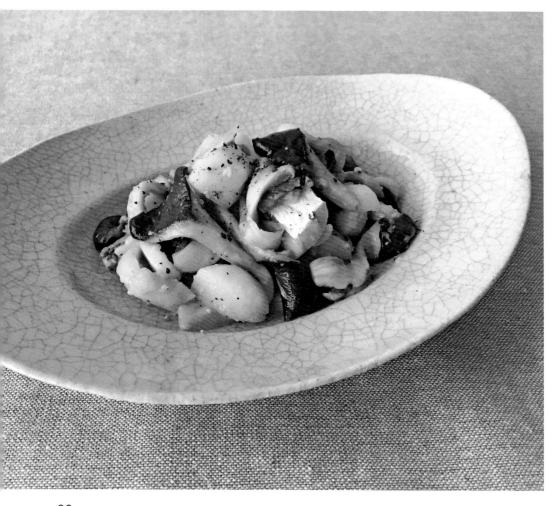

塩こうじで時短＆うま味UP

白身魚とひらたけの塩こうじ炒め

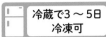 冷蔵で3〜5日 冷凍可

~10min

シンプル美味、免疫ハンバーグ れんこんハンバーグ

●材　料／1人分

れんこん(粗みじん)	60g
玉ねぎ(みじん切り)	30g
ニラ(みじん切り)	10g
豚ひき肉	60g
片栗粉	大さじ1と1/3(12g)
ごま油	小さじ2(8g)
大根おろし	適量
ポン酢	適量

A(混ぜておく)

万能だし[作り方P6]	小さじ1(6g)
塩こうじ	大さじ1(18g)
黒こしょう	少々

●作り方

1 ボウルに玉ねぎと片栗粉を入れてよく合わせて、そこにれんこん、ニラ、豚ひき肉を足して、しっかりこねる。

2 ①にAを入れて味をなじませ、小判型に丸くする。

3 フライパンにごま油を入れて火にかけ、②の両面を焼き、好みで大根おろしとポン酢を添える。

(川上ノート)

はじめに玉ねぎと片栗粉を合わせることがポイント

●ポン酢は好みで→味つけしているので、何もかけなくてもOK

●タネを小さく丸めて蒸し器で10分(冷凍からは15分)→蒸しつくねになる

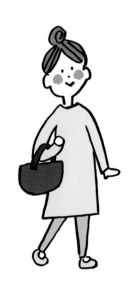

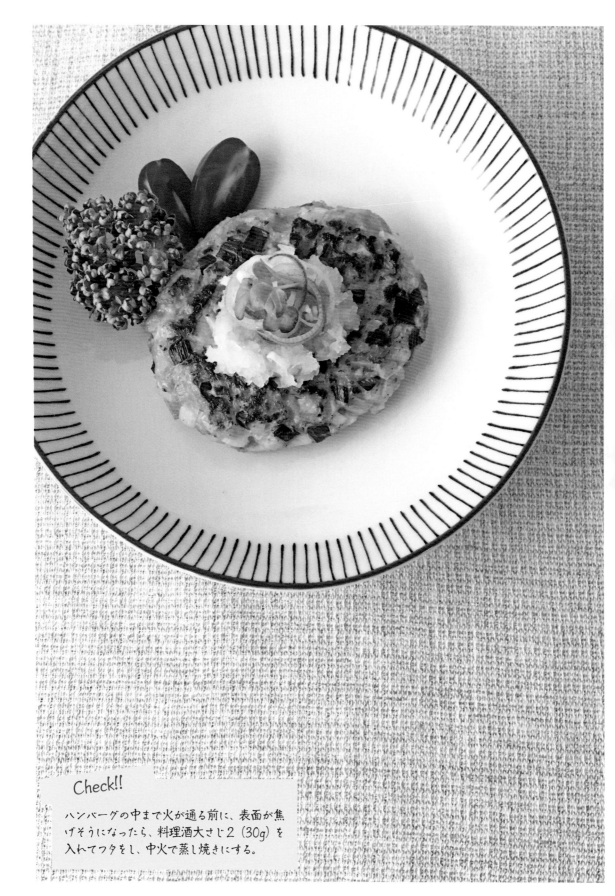

Check!!

ハンバーグの中まで火が通る前に、表面が焦げそうになったら、料理酒大さじ2（30g）を入れてフタをし、中火で蒸し焼きにする。

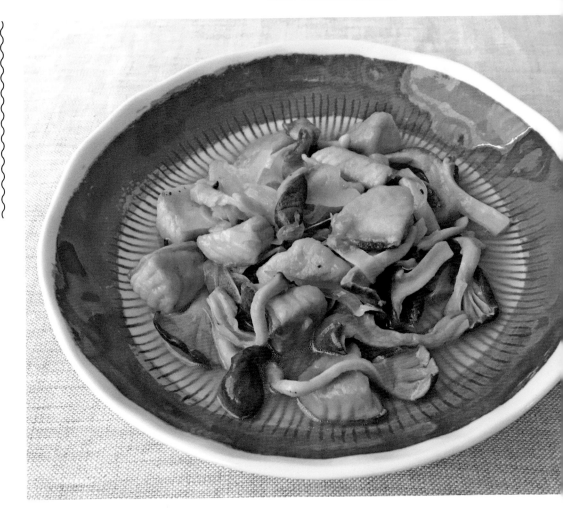

鮭とひらたけの南蛮漬け

ひらたけは魚との相性も◎

 ～10min 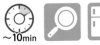 冷蔵で3〜5日 冷凍可

●材　料／1人分

鮭（ぶつ切り）	100g
ひらたけ（手でほぐす）	50g
玉ねぎ（スライス）	30g
片栗粉	小さじ1（3g）
ごま油	小さじ1（4g）

A（混ぜておく）	
万能だし[作り方P6]	大さじ1（18g）
米酢	小さじ2（10g）
きび砂糖	小さじ1（3g）
水	大さじ1（15ml）

川上ノート

鮭は免疫力を上げる
イチ押しの魚

●常温まで冷ますことで味が染む
●南蛮だれの素は甘さ控えめ、がポイント

●作り方

1. 鮭を小さめのぶつ切りにして、うすく片栗粉をなじませる。
2. フライパンにごま油を入れて火にかけ、鮭を炒め、表面に焼き色がついたら、ひらたけ、玉ねぎを入れて炒める。
3. 全体に火が通ったらAを入れて、Aが沸騰したら火を消して、そのまま常温まで冷ます。

免疫食材は高血圧予防にもオススメ

健康の一番身近なバロメーターは『血圧』です。血管や血流の状態は、
カラダの免疫力を把握する重要なポイントなので、できれば毎日チェックしてください。

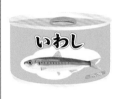

［イワシ缶］

血液をサラサラにしてくれるＥＰＡや、血圧を安定させるイワシペプチドが豊富。

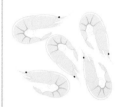

［干しエビ］

血圧を安定させるために必要なカルシウムとマグネシウムが豊富。

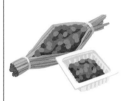

［納豆］

大豆イソフラボン、ナットウキナーゼが血液と血管の健康をサポート。

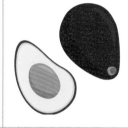

［アボカド］

アボカドに含まれる脂質のほとんどが、血液をサラサラにしてくれるオレイン酸。

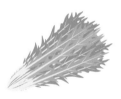

［水菜］

カルシウム、マグネシウム、鉄分、葉酸など、血液の健康を守るミネラルバランスが良い。

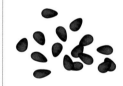

［ごま］

血液の健康を守るミネラルバランスに加えて、セサミンなどの強い抗酸化作用もプラス。

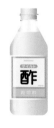

［酢］

主成分の酢酸は、血圧を上げるホルモンを抑えるはたらきがある。

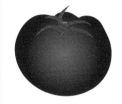

［トマト］

抗酸化成分『リコピン』が血管の老化防止に役立つ。

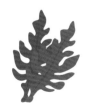

［わかめ］

血圧を下げる『ワカメペプチド』の他、カルシウム、マグネシウム、カリウムも豊富。

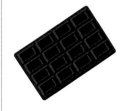

［チョコレート］
（カカオ配合率70%以上）

カカオポリフェノールが、血管の炎症を抑えて血圧を下げてくれる。

疲れがたまると免疫力がダウン

疲労回復レシピ

川上ノート

疲労を回復するには
エネルギーが必要

カラダのエネルギーを作る料理のポイント

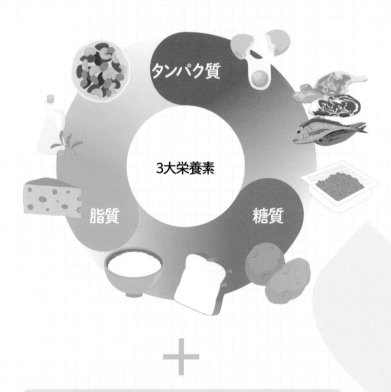

タンパク質

3大栄養素

脂質　　糖質

＋

代謝をサポートするビタミンB群

糖質	もち麦ごはんを主食にする　※腸活の要素もプラスできる
脂質・タンパク質	肉・魚・大豆製品を使う 肉の脂身はとり過ぎに注意
ビタミンB群	脂身の少ない肉、赤身の魚（マグロ・カツオ）、 カニなどに多い

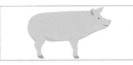

イチ押しは豚肉
・良質タンパク質が豊富
・主要エネルギーになる『糖質』の代謝を助ける、ビタミンB$_1$が豊富

カラダのエネルギーを作る料理のキホン
→ごはん＋赤身の魚又は脂身の少ない肉

さらに、疲労回復に役立つ食べ物を使う

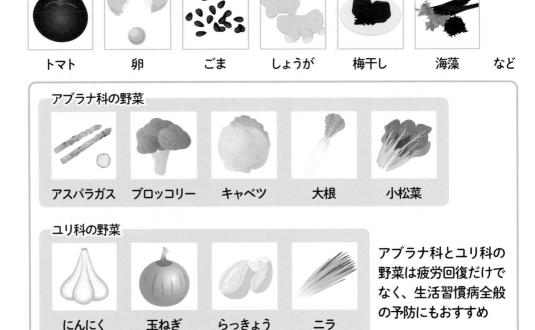

トマト　　卵　　ごま　　しょうが　　梅干し　　海藻　など

アブラナ科の野菜

アスパラガス　ブロッコリー　キャベツ　大根　小松菜

ユリ科の野菜

にんにく　玉ねぎ　らっきょう　ニラ

アブラナ科とユリ科の
野菜は疲労回復だけで
なく、生活習慣病全般
の予防にもおすすめ

料理に合わせて好きな野菜を使う
嫌いなものは使わない→カラダにストレスをかけない

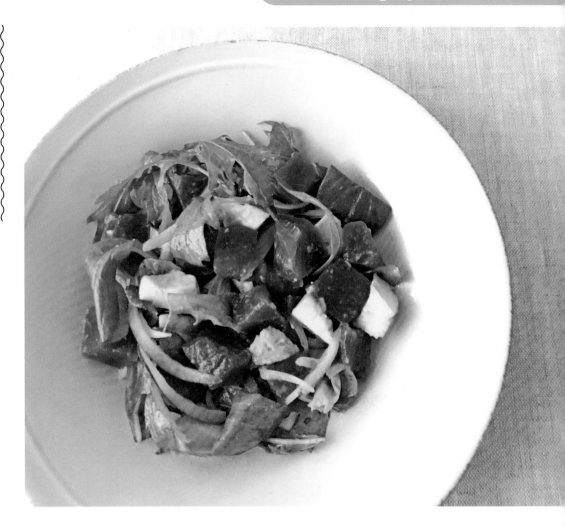

相性抜群のおつまみサラダ
マグロとアボカドのわさびサラダ

  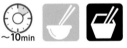

~10min

●材　料／1人分

マグロ刺身（ぶつ切り）	60g
アボカド（ぶつ切り）	1/4個
アーリーレッド（スライス）	適量
ベビーリーフ	適量

A（混ぜておく）
万能だし［作り方P6］	小さじ2（12g）
オリーブオイル	小さじ2（6g）
わさび（粉わさびを水で溶いたもの）	適量

●作り方

1 ボウルに材料とAを入れてよく混ぜる。

〜川上ノート〜

『マグロ＋アボカド』で、血液サラサラ度UP

●わさびは、スーパーで売っている缶入りの『粉わさび』を使う→水で溶くだけで、わさび本来の風味がしっかり出る

マグロ
キレイな赤色で斜めにスジが入ったものを選ぶ
U字・Y字にスジが入ったものは×

冷蔵で3〜5日 冷凍可

●材　料／1人分

ささみ	1本(60g)
しそ(千切り)	2枚
塩こうじ	小さじ1(6g)
料理酒	小さじ2(10g)

A（混ぜておく）
万能だし[作り方P6]　　　小さじ1(6g)
梅干し（種をとり、梅肉を包丁でたたいて
ペーストにする）　　　　　　　　1個

川上ノート

ささみをしっとりさせるポイントは、『塩こうじをもみ込む』こと

●塩こうじの分解酵素が、ささみを柔らかくしてくれる
●『しそ+梅』で、効率よくミネラルがとれる
●梅干しは塩分8％のものを使う→塩分控えめ

●作り方

1 ささみを耐熱容器に入れて塩こうじと料理酒をもみこみ、軽くラップをして、600wレンジで1分温める。

2 ささみの粗熱がとれたら手でほぐしてボウルに入れ、しそとAを加えて全体を和える。

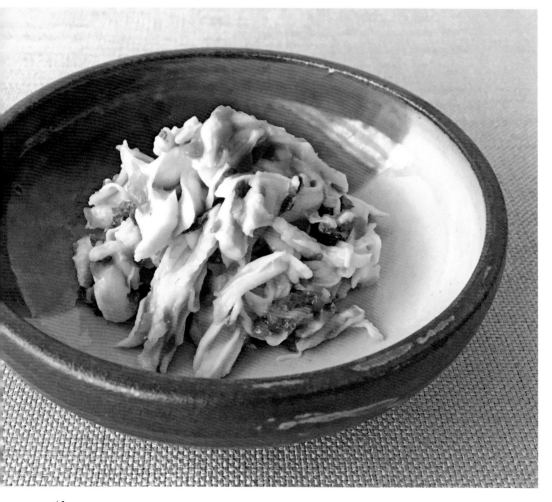

レンジで簡単、ささみがしっとり

ささみの梅肉和え

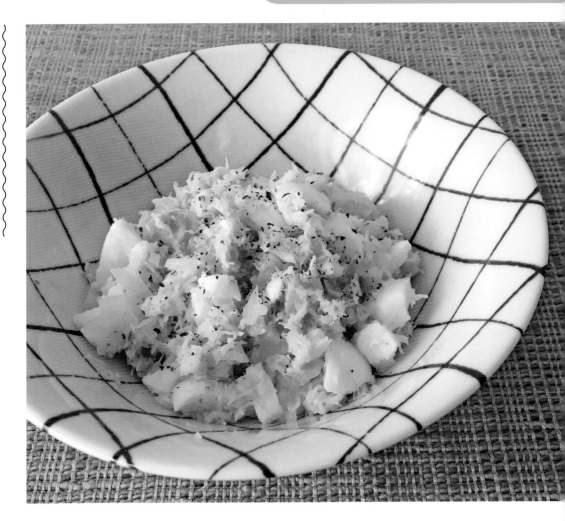

カニ肉と茹で卵のマヨサラダ

 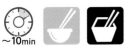

~10min

●材　料／1人分

カニ缶	1缶
茹で卵	1個
らっきょう甘酢漬け	10g
マヨネーズ	小さじ1（4g）

●作り方

1 カニ缶の汁気を切り、キッチンペーパーでカニ肉をしっかり絞る。

2 ボウルに、カニ肉、茹で卵、らっきょう甘酢漬け、マヨネーズを入れて、スプーンで茹で卵を潰しながら全体を混ぜる。

川上ノート

一番身近な疲労回復食材は、『卵』

●卵1個で、タンパク質、ビタミンA、ビタミンD、ビタミンE、ビタミンB12、葉酸、ビオチン、鉄など、良質なタンパク質やビタミン、ミネラルがバランスよく含まれいる

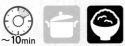 ~10min

●材　料／1人分

パスタ	80g
湯	600ml
塩	小さじ1（5g）
パセリ	少々

A（混ぜておく）
オリーブオイル	小さじ1（4g）
プチトマト（粗みじん）	30g
トマトピューレ	30g
コンソメの素（顆粒）	小さじ1（2.5g）
パルミジャーノレッジャーノ（すりおろす）	10g

（川上ノート）

『トマト＋チーズ』は、疲労回復の最強コンビ

●チーズは『パルミジャーノレッジャーノ』を使う
→格段に風味がUPする　※スーパーで売っている

●作り方

1 鍋に湯と塩を入れてパスタを茹で、ザルにあけて冷水でしめる。

2 ①の水気をとり、ボウルでAと和え、刻んだパセリを散らす。

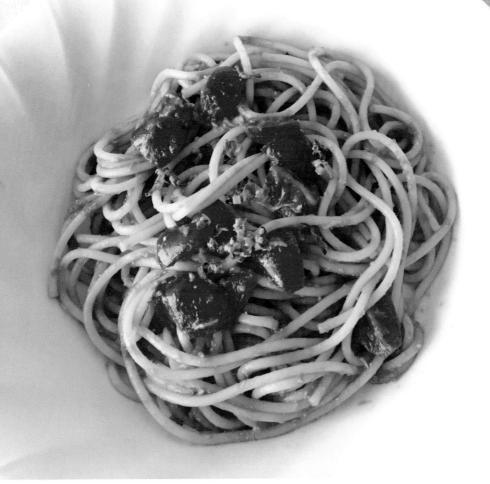

茹でて和えるだけの時短が嬉しい

トマトとチーズの冷製パスタ

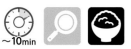

●材　料／1人分

春雨（熱湯につけて戻す）	30g
ごま油	小さじ1（4g）
にんにく（みじん切り）	5g
豚こま切れ肉	50g
玉ねぎ（スライス）	30g
にんじん（細切り）	20g
ニラ（4cmにカット）	10g
しいたけ（細切り）	10g
すりごま	小さじ1（3g）
A（混ぜておく）	
万能だし[作り方P6]	小さじ2（12g）
きび砂糖	小さじ1（3g）
料理酒	大さじ1（15g）
オイスターソース	大さじ1/2（9g）

野菜チャプチェ

疲労回復野菜でまとめる

川上ノート

**春雨を熱湯につけて
戻している間に、野菜を切ると
時短できる**

●作り方

1　春雨を熱湯につけて戻す。

2　フライパンにごま油とにんにくを入れて火にかけ、にんにくの香りが立ったら豚肉を入れて炒め、豚肉の表面に火が通ったら、野菜としいたけを入れて炒め合わせる。

3　②に、湯切りした春雨とAを入れて、強火で水分がなくなるまで炒め合わせ、火を消してすりごまをふる。

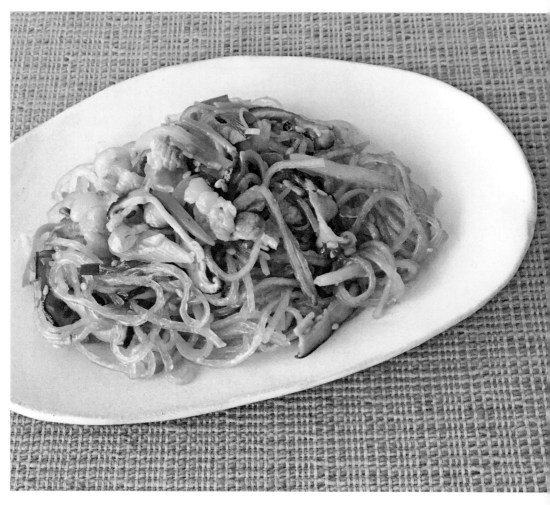

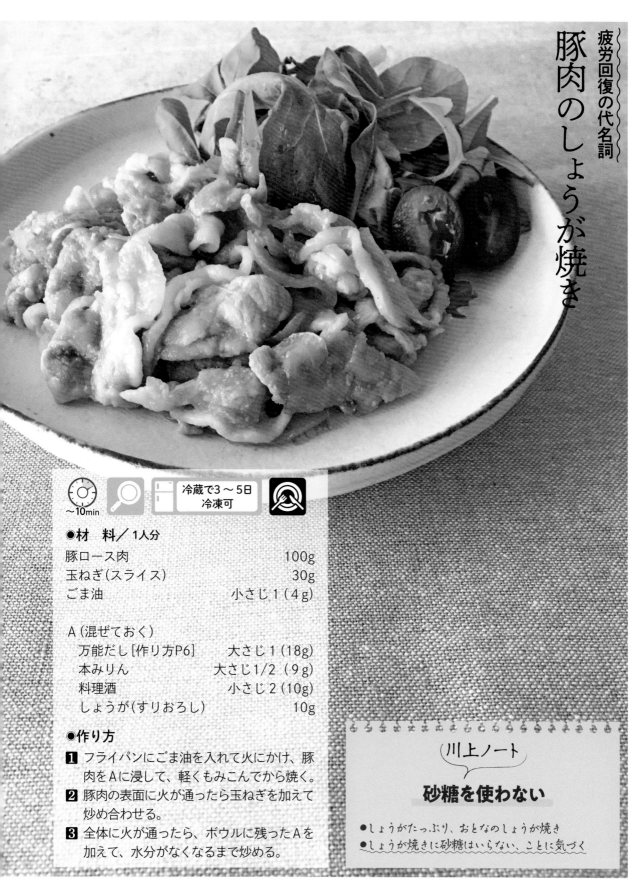

豚肉のしょうが焼き

⏱ 〜10min 🔍 🧊 冷蔵で3〜5日 冷凍可

●材　料／1人分

豚ロース肉	100g
玉ねぎ（スライス）	30g
ごま油	小さじ1（4g）

A（混ぜておく）

万能だし［作り方P6］	大さじ1（18g）
本みりん	大さじ1/2（9g）
料理酒	小さじ2（10g）
しょうが（すりおろし）	10g

●作り方

1. フライパンにごま油を入れて火にかけ、豚肉をAに浸して、軽くもみこんでから焼く。
2. 豚肉の表面に火が通ったら玉ねぎを加えて炒め合わせる。
3. 全体に火が通ったら、ボウルに残ったAを加えて、水分がなくなるまで炒める。

〜川上ノート〜

砂糖を使わない

- しょうがたっぷり、おとなのしょうが焼き
- しょうが焼きに砂糖はいらない、ことに気づく

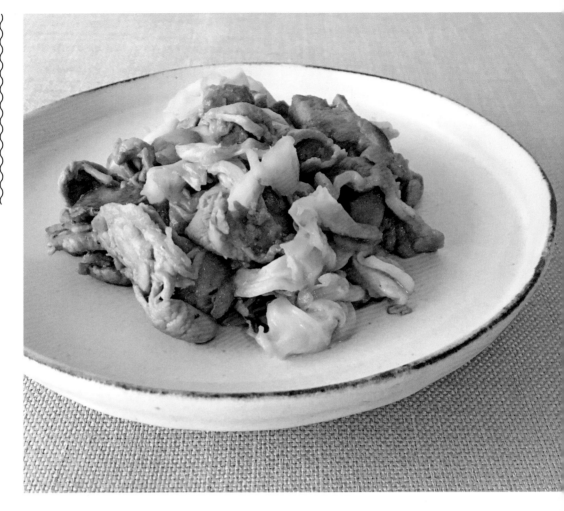

ああ、ごはんが止まらない

米みそ回鍋肉

 ~10min   冷蔵で3〜5日 冷凍可

●材　料／1人分

豚肩ロース肉（ひと口大にカット）	100g
キャベツ（ざく切り）	80g
にんにく（スライス）	5g
ごま油	小さじ1（4g）

A（混ぜておく）
万能だし[作り方P6]	小さじ1（6g）
米みそ	小さじ2（12g）
料理酒	小さじ1（5g）
きび砂糖	小さじ1（3g）
豆板醤	小さじ1/2（3g）

川上ノート

『キャベツ＋にんにく』
風味の相性が良く、腸活要素◎

●豚肉は、モモ・ヒレ肉もおすすめ

●作り方

1 フライパンにごま油とにんにくを入れて火にかけ、にんにくの香りが立ったら豚肉を炒める。

2 豚肉の表面に火が通ったらキャベツを入れて炒め合わせる。

3 キャベツがしんなりしたらAを入れて、水分がなくなるまで全体を炒め合わせる。

46

~10min

冷蔵で3〜5日
冷凍可

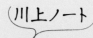

●材　料／1人分

牛切り落とし肉	100g
ブロッコリー（子房に分ける）	80g
しょうが(千切り)	5g
ごま油	小さじ1（4g）
料理酒	大さじ2（30g）
黒こしょう	適量
A（混ぜておく）	
万能だし[作り方P6]	大さじ1/2（9g）
オイスターソース	小さじ2（12g）

●作り方

1 フライパンにごま油としょうがを入れて火にかけ、しょうがの香りが立ったら牛肉を炒める。

2 牛肉の表面に火が通ったらブロッコリーを入れて軽く炒め合わせ、料理酒を入れてフタをし、蒸し焼きにする。

3 ②の水分がなくなったらAを入れて、強火で全体を炒め合わせ、仕上げに黒こしょうをふる。

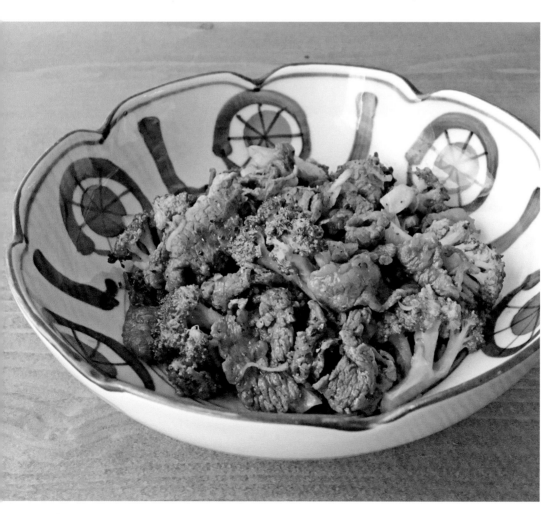

『毎日ブロッコリー』を続けたい
牛肉とブロッコリーのオイスター炒め

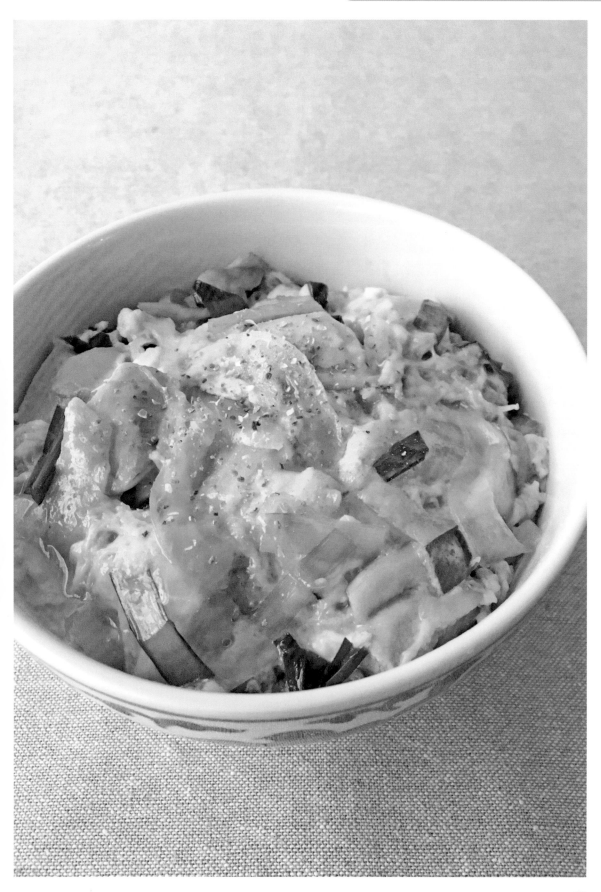

●材　料／1人分

鶏モモ肉（ひと口大）	80g
玉ねぎ（スライス）	30g
ニラ（4cmにカット）	10g
しょうが（千切り）	5g
卵	1個
ごま油	小さじ1（4g）
もち麦ごはん[作り方P9]	適量

A（混ぜておく）

万能だし[作り方P6]	大さじ1（18g）
料理酒	小さじ2（10g）
きび砂糖	小さじ1（3g）
水	大さじ3（45ml）

●作り方

1 小さめのフライパンにごま油としょうがを入れて火にかけ、しょうがの香りが立ったら鶏肉を炒め、鶏肉の表面に火が通ったら、玉ねぎとニラを入れて炒め合わせる。

2 玉ねぎがしんなりしてきたらAを入れて、弱火で2分ほど煮込む。

3 煮汁が少なくなったら溶き卵2／3をまわしかけ、フタをして1分ほど煮込み、卵が固まったら火を消して残りの卵を入れ、丼に盛ったごはんの上に乗せる。

川上ノート

卵を2回に分けて入れるのが、とろとろポイント

●しょうがたっぷりで、さらに免疫力UP

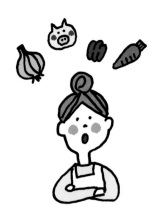

一度食べると病みつきになる

カニ肉とアスパラのガーリックライス

  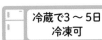 冷蔵で3～5日 冷凍可

～10min

●材　料／1人分

カニ肉(缶詰→汁気を切る)	20g
アスパラガス(皮をむいて小口切り)	20g
らっきょうの甘酢漬け(みじん切り)	20g
にんにく(スライス)	5g
オリーブオイル	小さじ1（4g）
もち麦ごはん[作り方P9]	150g

A（混ぜておく）
塩こうじ	小さじ2（12g）
しょうゆ	小さじ1/2（3g）

●作り方

1 フライパンにオリーブオイルとにんにくを入れて火にかけ、にんにくに焼き色がついたらとり出す。

2 ①のフライパンに、カニ肉、アスパラ、らっきょうを入れて炒め、全体に火が通ったらごはんとAを入れて、強火で炒める。

3 ごはんがパラパラしてきたら、①のにんにくを戻して全体を炒め合わせる。

50

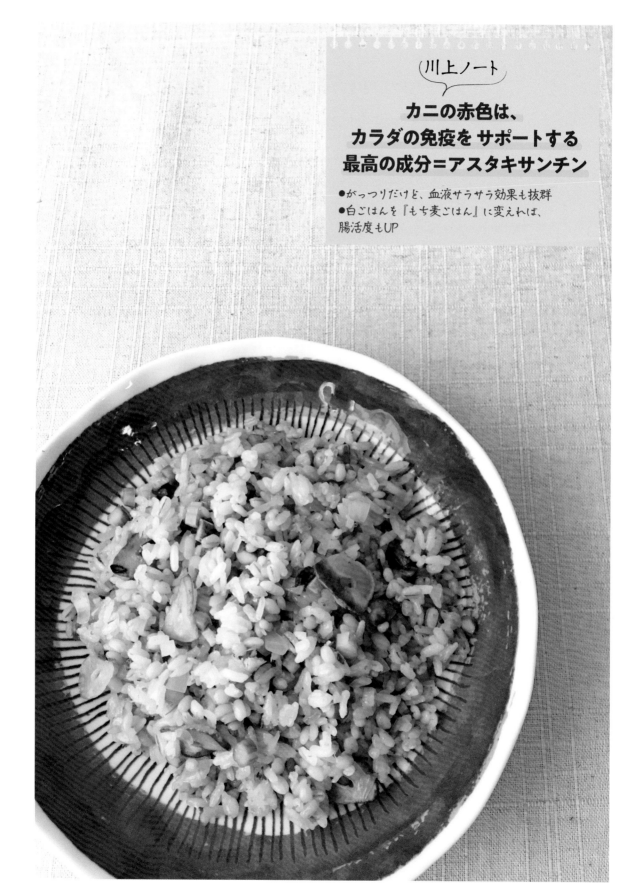

カニの赤色は、
カラダの免疫を サポートする
最高の成分＝アスタキサンチン

●がっつりだけど、血液サラサラ効果も抜群
●白ごはんを『もち麦ごはん』に変えれば、
腸活度もUP

カラダを温めて免疫力を最大限に高めてくれる

温活レシピ

（川上ノート）

体温が上がると免疫力は高くなり、
体温が下がると免疫力は低下する

理想的な体温は36.5 ～ 37度
がん細胞は低体温を好む

カラダを温かくする、温かいものを飲む、だけではダメ！

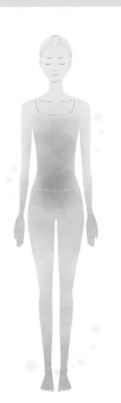

外側だけ
温めても
意味がない

平熱を上げる

『温活』の料理ポイント

1 カラダを温める食材を使う

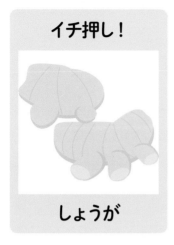

イチ押し！

しょうが

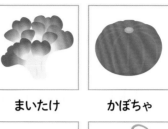

まいたけ　　　かぼちゃ　　　にんじん

エビ　　　マグロ(ツナ缶)　　みそ　　　など

2 血行を良くする食材を使う

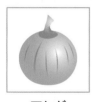

玉ねぎ　　　ネギ　　　ニラ　　　にんにく　　　ごま　　　など

冬野菜はカラダを温めるものが多い
→主に根菜

れんこん　　大根　　ごぼう

※れんこん、大根、ごぼうは、カラダを冷やすという説もあるが、加熱すれば問題ない

夏野菜はカラダを冷やすものが多い
→きゅうり、トマト、なすなど

きゅうり　　トマト　　なす

※かぼちゃとししとうは、温活に役立つ夏野菜

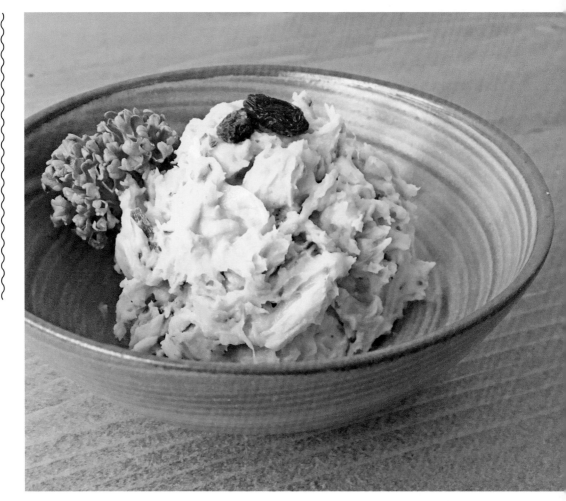

かぼちゃサラダ

砂糖は入れない。かぼちゃのみで、甘い

 ～10min

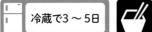 冷蔵で3〜5日

●材　料／1人分

かぼちゃ（種をとってざく切り）	150g
玉ねぎ（スライス）	30g

A（混ぜておく）

米酢	小さじ1（5g）
マヨネーズ	大さじ2（24g）

●作り方

1 かぼちゃを耐熱容器に入れてラップをかけ、600wレンジで3分温める。

2 ①をボウルに移して潰し、玉ねぎとAを入れて全体を混ぜる。

川上ノート

美肌＋免疫力UPを叶えるなら『かぼちゃ』

●ビタミンA・C・Eが揃った最強野菜

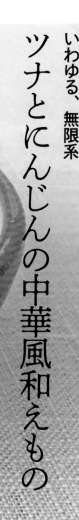

ツナとにんじんの中華風和えもの

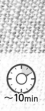 ～10min　　 冷蔵で3〜5日 冷凍可　

●材　料／1人分

にんじん（細切り）	100g
ツナ缶（水煮）	1缶（75g）
すりごま	適量

A（混ぜておく）

しょうゆ	大さじ1/2（9g）
本みりん	大さじ1/2（9g）
ごま油	小さじ1（4g）
鶏がらスープの素	小さじ1（2.5g）
オイスターソース	小さじ1/2（3g）

●作り方

1 にんじんを耐熱皿に入れてAをまわしかけ、ラップをして600wレンジで2分温める。

2 ①にツナを入れて全体をよく混ぜ、すりごまをふる。

川上ノート

ほどよい温活で、箸が止まらない…

ツナ缶
ツナ缶は、免疫力UPの便利アイテム
免疫機能を支えるビタミンDも豊富

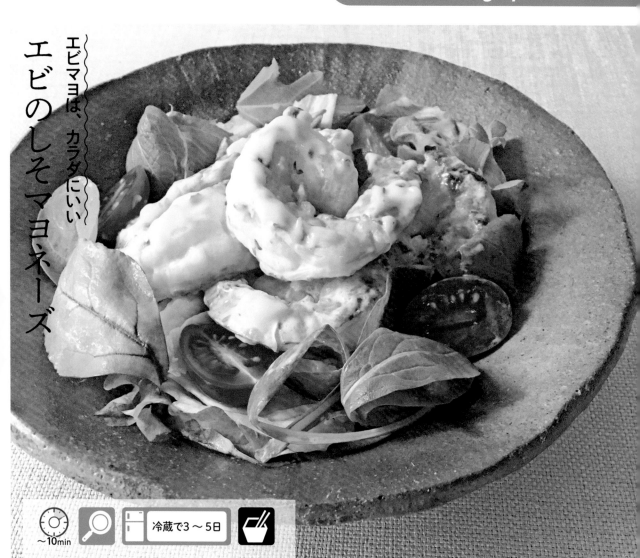

エビマヨは、カラダにいい

エビのしそマヨネーズ

〜10min ｜ 冷蔵で3〜5日

●材　料／1人分

エビ（ブラックタイガー）	100g
塩こうじ	小さじ1（6g）
片栗粉	小さじ2（6g）
ごま油	小さじ2（8g）
A（混ぜておく）	
マヨネーズ	大さじ2（24g）
コンデンスミルク（練乳）	大さじ1/2（10g）
しそ（みじん切り）	2枚

●作り方

1 エビに塩こうじと片栗粉をもみ込み、ねっとりとさせる。

2 フライパンにごま油を入れて火にかけ、①を炒め、ボウルに移してAと和える。

川上ノート

エビの赤色は、最強の免疫成分

●鮭とカニの赤色も、同じ免疫成分

［エビの下ごしらえ］

1. 尻尾の尖った部分をはさみで切り、尻尾を残して殻をむく

2. ①をボウルに入れ、片栗粉とお酒を入れてねっとりさせながらもみ込み、臭みをとる

3. ②を、水が透明になるまでしっかり洗い、キッチンペーパーで水分をふきとり、エビの背中に浅く切り込みを入れて、背ワタをとる

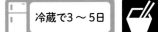 冷蔵で3〜5日
〜10min

●材　料／1人分

ししとう	1パック（60g）
ごま油	小さじ1（4g）
料理酒	大さじ1（15g）
かつおぶし	2パック（4g）
A（混ぜておく）	
万能だし[作り方P6]	大さじ1（18g）
水	大さじ1（15ml）

（川上ノート）

夏はししとうで、ピリッと『温活』

●作り方

1. ししとうのへたをとり、包丁で真ん中に切り込みを入れる。※破裂防止
2. フライパンにごま油を入れて火にかけ、ししとうを炒め、焼き色がついたら料理酒を入れて、水分がなくなるまで炒める。
3. 火を消してAとかつおぶしを入れ、全体を和える。

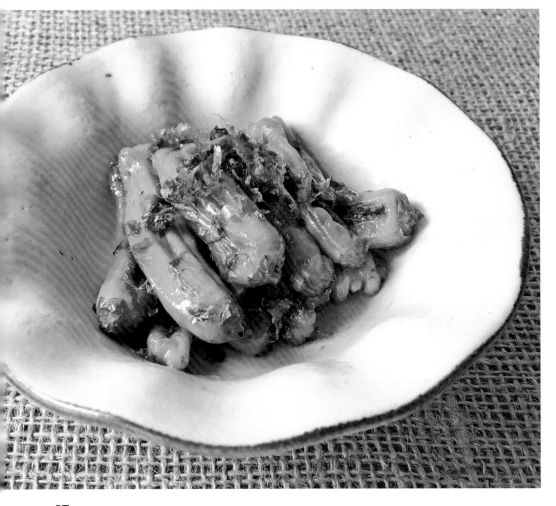

ピリ辛の、温活小付

ししとうの焼きびたし

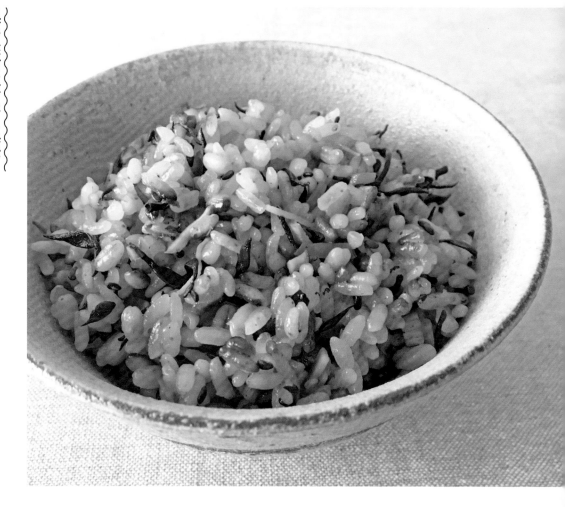

黒い食材は、腎を癒す

黒ごまとしょうがの炊き込みごはん

 10min〜   冷凍可

●材　料／1人分

米	1合
もち麦	50g
すりごま（黒）	5g
しょうが（千切り）	5g
ごぼう（粗みじん）	20g
ひじき（水で戻したもの）	20g
にんじん（粗みじん）	20g

A（混ぜておく）

万能だし[作り方P6]	大さじ3（54g）
水	1カップ（200ml）

川上ノート

温活は、炊き込みごはんにするとラク

●ごぼうとにんじんは大きさを揃える
●腸活ポイントもかなり高い

●作り方

1 米を研ぎ、ざるにあけて水気を切る。

2 炊飯器に材料とAを入れ、全体をよく混ぜて炊く。

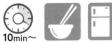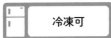

10min〜 | | 冷凍可

●材　料／1人分

もち米	1合
干しむきエビ	20g
にんじん（粗みじん）	30g
しいたけ（粗みじん）	30g

A（混ぜておく）

万能だし［作り方P6］	大さじ2（36g）
料理酒	大さじ1（15g）
きび砂糖	小さじ1（3g）
水	1/2カップ（100ml）
塩	少々

川上ノート

『もち米＋海老』で、温活効果を上げる

●干しむきエビは水で戻さずに、そのまま使う

●作り方

1 もち米を研いでザルにあけ、水気をしっかり切る。

2 炊飯器に①、干しエビ、にんじん、しいたけ、Aを入れ、全体をよく混ぜてから炊く。

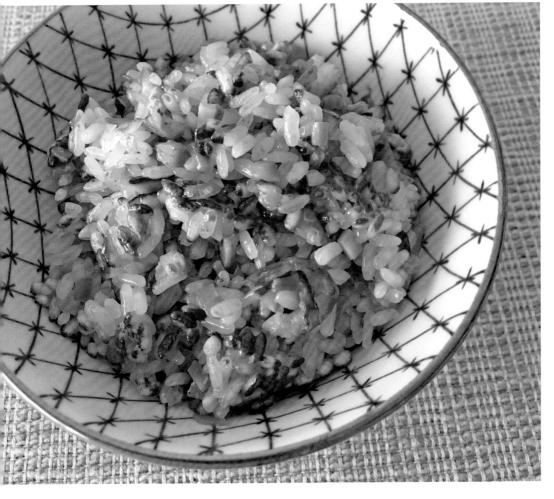

『もち米』が、カラダを温める

エビおこわ

豚汁は、そのままで温活

しょうが豚汁

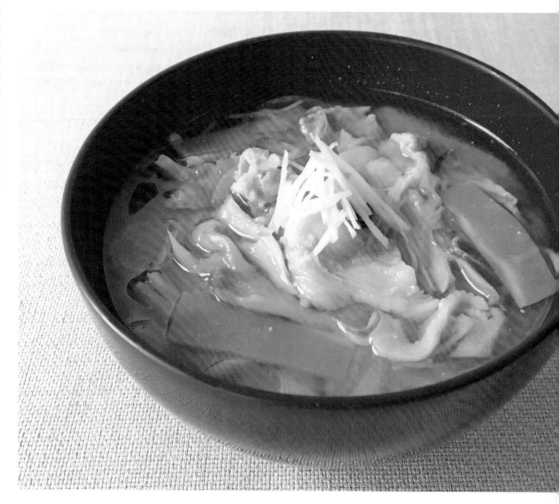

～10min 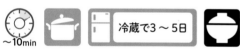 冷蔵で3〜5日

●材　料／1人分

豚こま切れ肉	30g
しょうが（千切り）	5g
にんじん（格子切り）	30g
玉ねぎ（スライス）	30g
まいたけ（手でほぐす）	30g
みそ	大さじ1（18g）
長ネギ	少々

A（混ぜておく）
水	1カップ（200ml）
昆布だし（顆粒）	小さじ1（2g）

〈川上ノート〉

**昆布だしは、合わせだしでも
だしパックでも、好みで**

●作り方

1 鍋に、しょうが、にんじん、玉ねぎ、まいたけ、Aを入れて火にかけ、沸騰したら豚肉を入れて弱火にし、2分煮る。

2 火を消して、みそを溶かし、ねぎを散らす。

10min〜

冷蔵で3〜5日
冷凍可

●**作り方**

1 フライパンにごま油としょうがを入れて火にかけ、しょうがの香リが立ったら鶏肉を炒める。

2 鶏肉の表面に火が通ったら、にんじん、れんこん、しいたけを入れて軽く炒め合わせて、Aを入れる。

3 ②が沸騰したらアクをとり、落し蓋をして中火で10〜12分煮込み、汁気がなくなったら火を止めて、そのまま常温まで冷ます。

●**材　料／1〜2人分**

鶏肉（ぶつ切り）	80g
にんじん（乱切り）	60g
れんこん（乱切り）	60g
しいたけ（いちょう切り）	60g
しょうが（千切り）	10g
ごま油	小さじ2（8g）

A（混ぜておく）

万能だし [作り方P6]	大さじ2（36g）
料理酒	大さじ1（15g）
きび砂糖	小さじ1（3g）
水	1/2カップ（100ml）

川上ノート

一度冷ます、がポイント

●鶏肉や野菜の繊維がほぐれて柔らかくなる

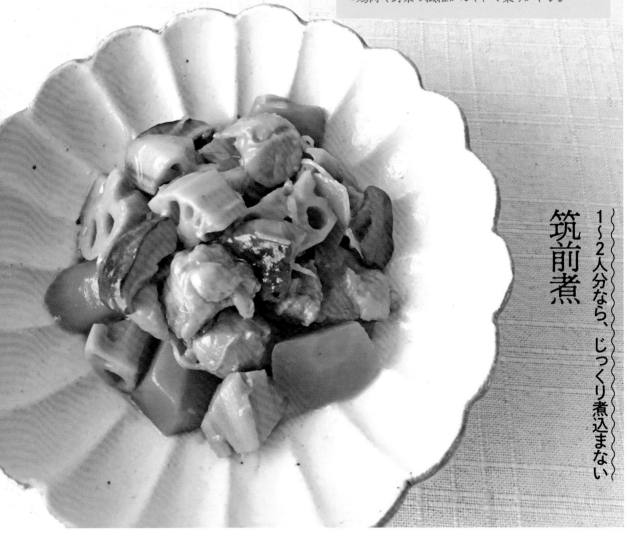

筑前煮

1〜2人分なら、じっくり煮込まない

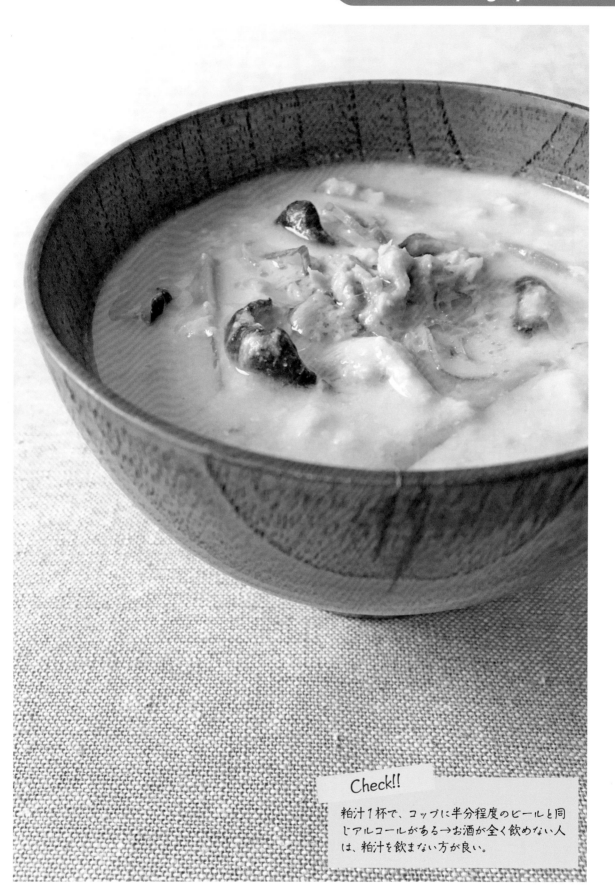

Check!!

粕汁1杯で、コップに半分程度のビールと同じアルコールがある→お酒が全く飲めない人は、粕汁を飲まない方が良い。

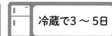 冷蔵で3〜5日
~10min

みそは、合わせた方がおいしい

ツナ粕汁

●材　料／1人分

材料	分量
ツナ缶（水煮）	適量
ひらたけ（手でほぐす）	30g
にんじん（格子切り）	20g
青ネギ（小口切り）	少々
酒粕	30g
だし汁	1カップ（200ml）

A（混ぜておく）

材料	分量
万能だし[作り方P6]	小さじ1（6g）
米みそ	大さじ1/2（9g）
白みそ	小さじ1（6g）

●作り方

1 ボウルに酒粕を入れ、温めただし汁を少しずつ注ぎながら溶かして、鍋に移す。

2 ①にツナ、ひらたけ、にんじん、を入れて火にかけ、沸騰したら弱火で2分煮る。

3 火を止めてAを溶かし、ねぎを散らす。

（川上ノート）

酒粕は、栄養の宝箱

●善玉菌を増やす、発酵食品

［だし汁の作り方］

・鍋に水1と1/5カップ（240ml）とだしパック1袋（8g）を入れて火にかけて、沸騰したら弱火で2〜3分煮る。
→水分が減り、約200mlのだし汁ができる。

※だしパックは、材料に塩や他の調味料が入っていない『素材のみ』のものを選ぶ

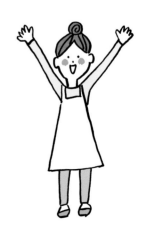

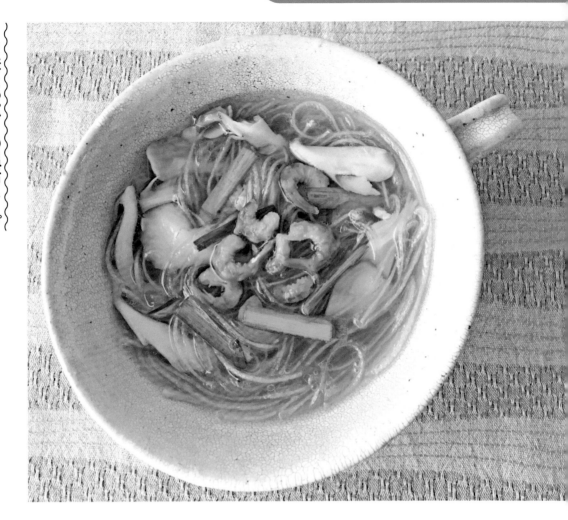

干しエビとまいたけのスープ春雨

うま味たっぷりの温活スープ

 ～10min 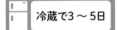 冷蔵で3～5日

●材　料／1人分

春雨	20g
干しむきエビ	5g
まいたけ（手でほぐす）	30g
ニラ（4cmにカット）	10g
黒こしょう	適量

A（混ぜておく）

しょうゆ	小さじ1（6g）
米酢	小さじ1（5g）
料理酒	小さじ1（5g）
鶏ガラスープの素	小さじ1（2.5g）
きび砂糖	少々
水	1カップ（200ml）
ごま油	少々

（川上ノート）

**春雨をスープで
直接茹でるのは✕
→春雨に火が通る間に、
スープが煮詰まる**

●作り方

1 春雨を熱湯につけて戻す。

2 鍋に、A、干しむきエビ、まいたけを入れて火にかけ、沸騰したら湯切りした春雨を入れて、軽く煮る。

3 火を消して、ニラを入れ、黒こしょうをふる。

健康レシピ手帖を『旬野菜』に入れ替えて楽しもう

1年を通じて本書を楽しんで頂くために、各レシピに使用している野菜を旬ものに入れ替えながら
作ることをオススメします。※作る時の分量は揃えてください。
免疫力をテーマにすると、レシピ内の食材が特にオススメですが、
『旬野菜』はどれもミネラルが豊富で、免疫力ＵＰの効率を上げてくれます。
まだまだおいしい野菜はたくさんありますが、
本書で使用しているものを中心に季節ごとに分けましたので、ぜひとり入れてください。

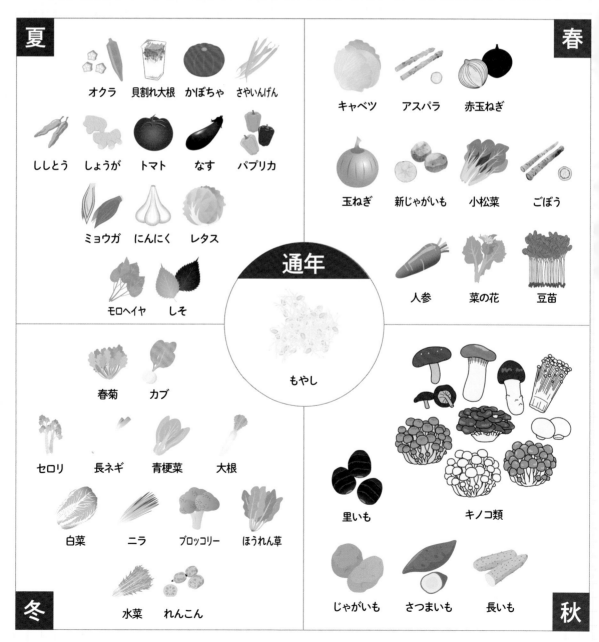

夏

オクラ　貝割れ大根　かぼちゃ　さやいんげん

ししとう　しょうが　トマト　なす　パプリカ

ミョウガ　にんにく　レタス

モロヘイヤ　しそ

春

キャベツ　アスパラ　赤玉ねぎ

玉ねぎ　新じゃがいも　小松菜　ごぼう

人参　菜の花　豆苗

通年

もやし

冬

春菊　カブ

セロリ　長ネギ　青梗菜　大根

白菜　ニラ　ブロッコリー　ほうれん草

水菜　れんこん

秋

里いも　キノコ類

じゃがいも　さつまいも　長いも

カラダの免疫機能を支える

ビタミンDレシピ

川上ノート

ビタミンDのはたらき

・細菌やウィルスを撃退するはたらきをサポートしてくれる
・カラダの粘膜を保護して、外敵の侵入を防いでくれる
↓

『免疫機能を支える縁の下の力持ち』

過剰なUVカットは、
免疫力が
低下する原因

ビタミンDを作る
キホンは
「太陽を浴びること」

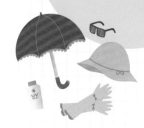

紫外線+カラダの
コレステロールで、
ビタミンDができる

ビタミンDが多い食べ物

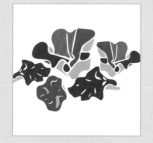

きくらげ(乾燥)

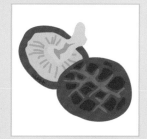

干ししいたけ

乾燥させたものの方が、ビタミンDは多い

魚(特に赤身)にも多い

イワシ

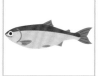

鮭

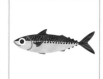

マグロ

サバ

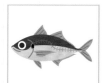

アジ

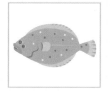

カレイ

ブリ

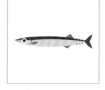

サンマ

シラス

ビタミンDは油と一緒にとる

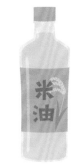 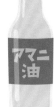 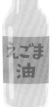 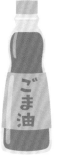 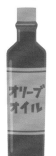 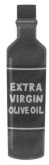

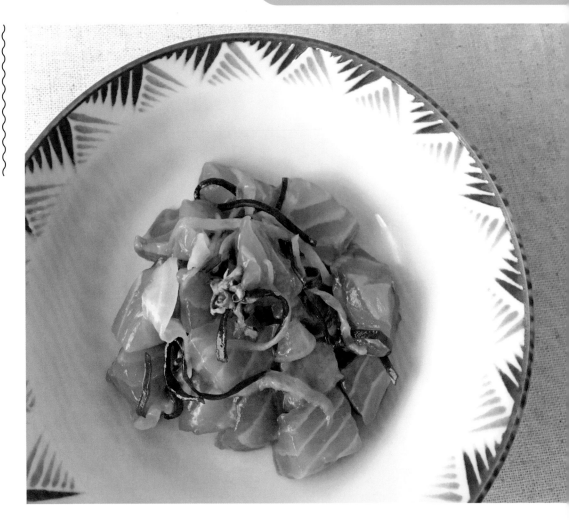

病みつき時短マリネ

サーモンの昆布漬け

 ～10min   冷蔵で3〜5日

●材　料／1人分

サーモン刺身（ぶつ切り）	60g
玉ねぎ（スライス）	20g
塩昆布	6g
オリーブオイル	小さじ1（4g）

●作り方

1 ボウルに材料を入れてよく和え、少し寝かせる。

川上ノート

サーモンがねっとりしたら、食べごろ

サーモンの種類
・サーモンと鮭は、基本的に同じ
・トラウトは、鱒(マス)のこと
・サーモントラウトは、トラウトを品種改良したもの
→生で食べることができる＋濃厚な味
サーモンとトラウト、両方の特性がある

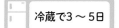 冷蔵で3〜5日
～10min

川上ノート

**色どりが欲しいときは、
細かく刻んだパプリカを足す**

●アジをサーモンに変えても、おいしい

●材　料／1人分

アジ刺身	80g
しそ（千切り）	1枚
バゲット	適量

A（混ぜておく）

マヨネーズ	大さじ1（12g）
オリーブオイル	小さじ1（4g）
らっきょうの甘酢漬け（みじん切り）	20g

●作り方

1 アジの刺身を包丁でたたき、ボウルに入れて、しそとAを加えてよく混ぜ、バゲットにに乗せる。

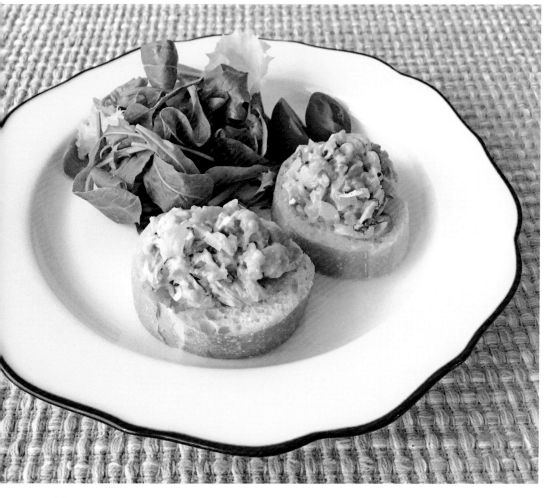

タルタルソースは、簡単作り置きで
アジのタルタルバゲット

鮭とアスパラのしょうがみそ炒め

お弁当にも使える、ビタミンDおかず

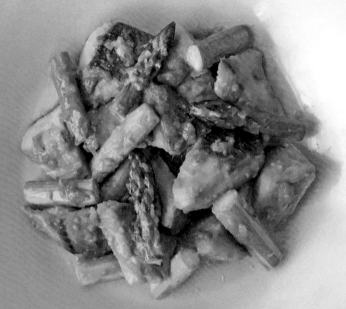

（川上ノート）

鮭の大きさは『ひと口大』が、ポイント

●鮭を炒めた後、中まで火が通っているか心配なときは、フライパンにフタをしてしばらく置く。もしくは、一度アルミホイルに移して包む。すると、余熱で火が入る

●材　料／1人分

鮭（ぶつ切り）	100g
アスパラガス（皮をむき、4㎝にカット）	3本
ごま油	小さじ1（4g）

A（混ぜておく）

万能だし[作り方P6]	小さじ1（6g）
米みそ	小さじ2（12g）
料理酒	小さじ1（5g）
きび砂糖	小さじ1（3g）
しょうが（すりおろし）	5g

～10min
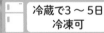
冷蔵で3～5日
冷凍可

●作り方

1 フライパンにごま油を入れて火にかけ、鮭とアスパラを炒める。

2 全体に焼き色がついたらAを入れ、鮭の身が崩れないように炒め合わせる。

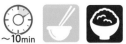

〜10min

●材　料／1人分

ハマチ（包丁でたたく）	100g
長ネギ（小口切り）	少々
もち麦ごはん [作り方P9]	適量

A（混ぜておく）
白みそ	小さじ2（12g）
米みそ	小さじ1（6g）
煮切り酒	小さじ2（10g）

●作り方

1 ボウルにハマチ、長ネギ、Aを入れて、ハマチがねっとりするまでしっかりと和える。

2 ①をもち麦ごはんの上に乗せる。

〈川上ノート〉

『白みそ＋米みそ』が、おいしい

●なめろうは、ブリより少し淡白な、ハマチを使う
アジでもOK

［煮切り酒の作り方］

料理酒大さじ1（15g）を耐熱容器に入れて、ラップをかけずにレンジで50秒温める
→少し水分が減り10g程度になる

青魚は刺身で食べると、血液サラサラになる

ハマチのなめろうごはん

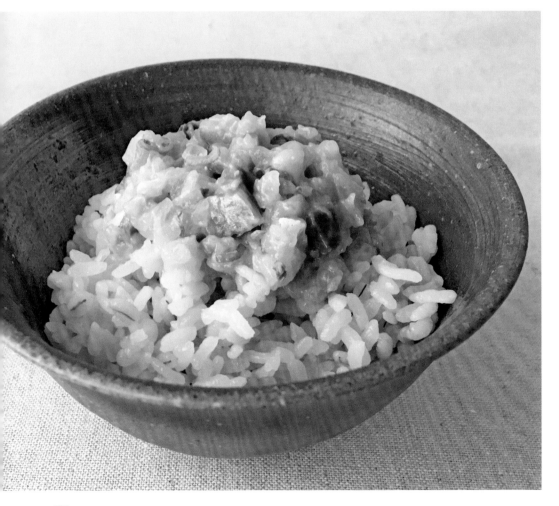

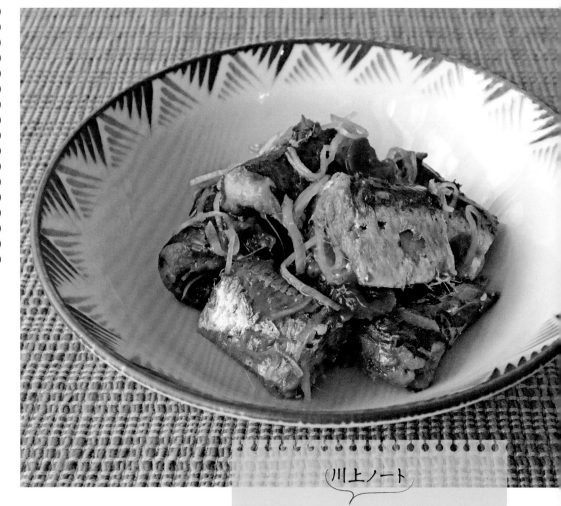

イワシの梅甘露煮

『いわし+梅』で、ミネラル吸収UP

   冷蔵で3〜5日 冷凍可

〜10min

●材　料／1人分

イワシ(ぶつ切り)	3尾
しょうが(千切り)	10g
梅干し	1個

A（混ぜておく）

万能だし [作り方P6]	大さじ2 (36g)
料理酒	大さじ1 (15g)
きび砂糖	小さじ1 (3g)
水	大さじ4 (60ml)

川上ノート

DHA・EPAをしっかりとるなら、水煮缶で

●刻んだしょうがをたっぷり入れる→魚の臭み消し+温活効果
●落し蓋はアルミホイルを丸めて、真ん中に穴をあける
●クッキングシートでもOK

[イワシの下ごしらえ]

イワシは、頭と内臓をとり、血合いを洗い、ペーパーで水気をふきとる

●作り方

1 鍋に、イワシ、しょうが、梅干し、A、を入れて火にかけ、沸騰したら全体が軽く煮立つ程度の火加減にし、落し蓋をして10分煮る。

2 火を消して鍋のフタをし、一度常温まで冷ます。

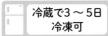

~10min　｜　冷蔵で3〜5日 冷凍可

川上ノート

山椒をピリリと効かせても、おいしい

●すりごまを足すのも、オススメ

●材　料／1人分

ちりめんじゃこ	20g
しいたけ（細切り）	50g
しょうが（千切り）	5g
ごま油	小さじ1（4g）

A（混ぜておく）

万能だし[作り方P6]	大さじ1（18g）
料理酒	大さじ1（15g）
きび砂糖	小さじ1（3g）

●作り方

1 フライパンにごま油としょうがを入れて火にかけ、しょうがの香りが立ったら、しいたけとちりめんじゃこを炒める。

2 しいたけがしんなりしてきたらAを加えて、水分がなくなるまで煮る。

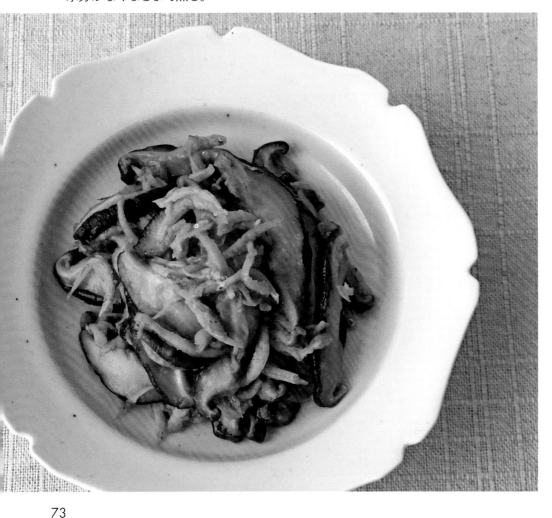

ビタミンDたっぷりの箸休め

ちりめんじゃことしいたけの佃煮

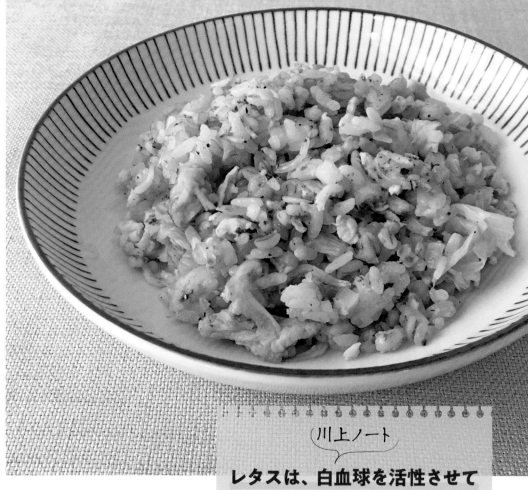

しらすとレタスのチャーハン

忘れてはいけない免疫食材が、レタス

   冷蔵で3〜5日 冷凍可
~10min

●材　料／1人分

しらす	20g
レタス	50g
卵	1個
もち麦ごはん[作り方P9]	150g
べに花油	小さじ2（8g）
黒こしょう	少々
A（混ぜておく）	
万能だし[作り方P6]	小さじ1（6g）
塩こうじ	大さじ1（18g）

〔川上ノート〕

レタスは、白血球を活性させてがん細胞をやっつけるＴＮＦ－αが、野菜の中で一番

- TNF-αは、緑黄色野菜よりも、淡色野菜の方が多い→キャベツ、白菜、大根など
- チャーハンは、フライパンに油を入れて、しっかりと温めてから、終始強火で手早く仕上げる
- ごはんをもち麦ごはんに変えて、腸活の要素をプラスするのがオススメ

●作り方

1. フライパンにべに花油を入れて火にかけ、熱くなったら溶き卵を入れ、すぐにごはんも入れる。

2. 強火で全体をほぐしながら、手早く炒め合わせる。

3. ②がパラパラになってきたら、しらす、レタス、Aを入れ、強火で全体を炒め合わせ黒こしょうをふる。

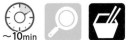

●材　料／1人分

きくらげ（水で戻して、一口大にカット）　20g
ニラ（4cmにカット）　　　　　　　　　　10g
卵　　　　　　　　　　　　　　　　　　　1個
しょうが（千切り）　　　　　　　　　　　5g
ごま油　　　　　　　　　　小さじ2（8g）
黒こしょう　　　　　　　　　　　　　　適量

A（混ぜておく）
　塩こうじ　　　　　　　　小さじ1（6g）
　料理酒　　　　　　　　　大さじ1（15g）
　鶏がらスープの素　　　　　　　　　少々
　オイスターソース　　　小さじ1/2（3g）

（川上ノート

終始強火で、サッと炒める

●卵がある程度固まってから、Aを入れる

●作り方

1　フライパンにごま油としょうがを入れて火にかけ、しょうがの香りが立ったら、きくらげとニラを入れて炒める。

2　①の具材をフライパンの隅に寄せて、余ったスペースに溶いた卵を入れて炒め、卵に火が通ったら全体を炒め合わせる。

3　②にAを入れて、水分がなくなるまで炒めて味をなじませ、黒こしょうをふる。

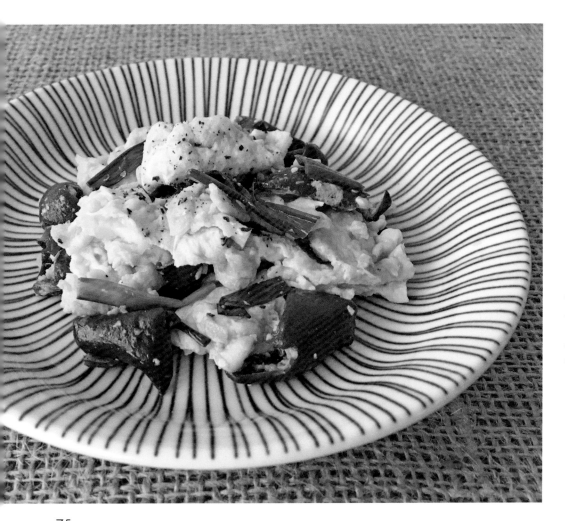

乾燥きくらげ2グラムで、1日分のビタミンD

きくらげとニラの玉子炒め

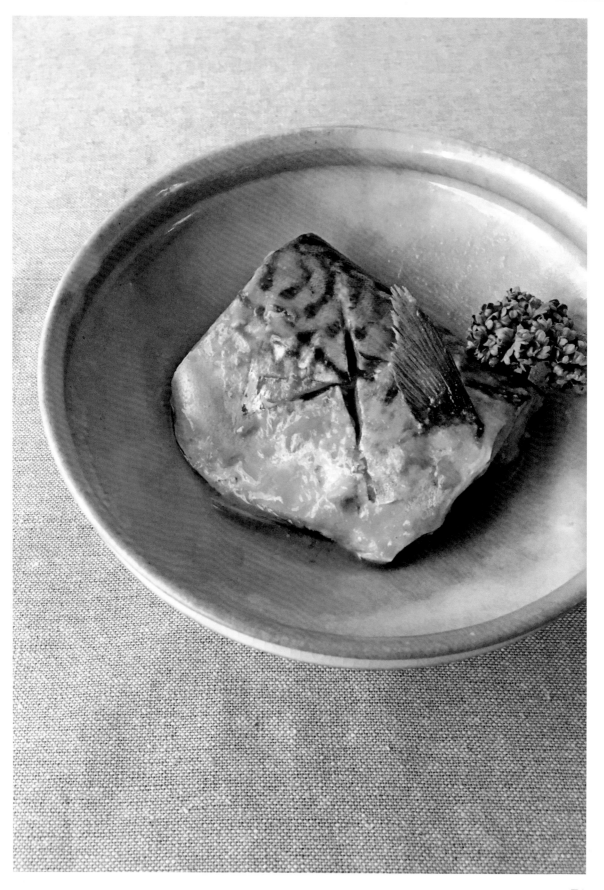

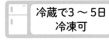 冷蔵で3～5日
冷凍可

サバのみそ煮

サバを煮るのは5分、そして冷ます

●材　料／1人分

サバ	1/2尾
しょうが(細切り)	10g

A（混ぜておく）

万能だし[作り方P6]	大さじ3 (54g)
白みそ	大さじ2 (36g)
米みそ	大さじ1 (18g)
料理酒	大さじ2 (30g)
きび砂糖	大さじ2 (18g)
水	大さじ8 (120ml)

●作り方

1 鍋にサバ、しょうが、Aを入れて火にかけ、沸騰したら全体が軽く煮立つ程度の火加減にし、落し蓋をして5分煮る。

2 鍋のフタをして火を消し、そのまま常温まで冷まして味をなじませる。

（川上ノート）

しょうがは、多めにきざんで入れて、食べる。温活

●サバは臭みが強いので、必ず湯通しする

●鍋は、フタとセットになったモノを使うと便利

●長ネギ1/2本を4cmにカットし、サバと一緒に煮るのがオススメ

→ネギがとろとろに甘くなって、ごはんがすすむ

［サバの下ごしらえ］

1. サバを熱湯に数秒くぐらせて、氷水につけて血合いを洗う

2. キッチンペーパーで水気をふきとり、皮目に切り込みを入れる

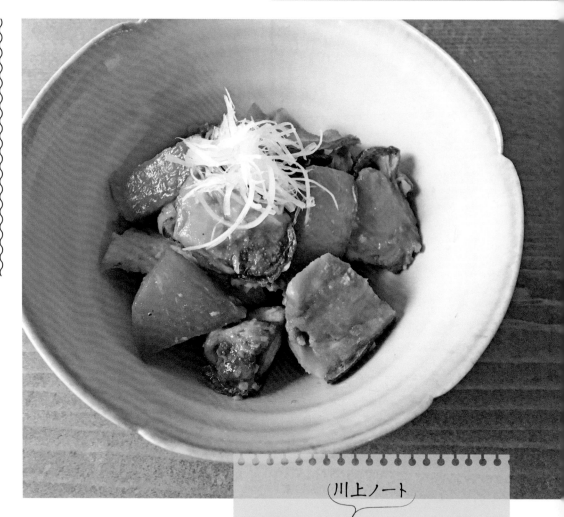

ブリあら大根

しょうが多め、大根は下茹でいらず

 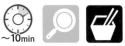

~10min

◉材　料／1人分

ブリあら（ひと口大にぶつ切り）　　　200g
大根（皮をむいて2㎝の輪切りにし、小さめの
イチョウ切り）　　　　　　　　　　 150g
しょうが（スライス）　　　　　　　　適量

A（混ぜておく）
　万能だし [作り方P6]　　　大さじ4（72g）
　料理酒　　　　　　　　　　大さじ2（30g）
　きび砂糖　　　　　　　　　小さじ2（6g）
　水　　　　　　　　　　大さじ8（120ml）

川上ノート

最近の大根は苦くないので、下茹で（アク抜き）はいらない

●面とりもしなくてOK
●しょうが多めで、臭み消しになる

［ブリあらの下ごしらえ］
1. ブリのあらを熱湯に数秒くぐらせて、氷水につけて血合いを洗う
2. キッチンペーパーで水気をふきとる。ふり塩はいらない

◉作り方

1 鍋にブリ、大根、しょうが、Aを入れて火にかけ、沸騰したらアクをとり、全体が軽く煮立つ程度の火加減にして、落し蓋をして20分煮込む。

2 火を消して鍋のフタをし、そのまま常温まで冷まして味をなじませる。

2020年、コロナ禍。

歴史に残る感染症のパンデミックに世界中が混乱を極める中、人や物、そして生活に対する価値観にも大きな変化が生まれました。

特に、カラダの免疫力に対しては顕著で、私も自粛生活を送りながら、自分と家族の健康を見つめ直し、将来を模索する日々が今も続いています。

きっと多くの方も、医療崩壊とまで叫ばれる事態に、自らの力で健康を守る大切さを痛感したのではないでしょうか。

しかし当然ながら、自己管理でカラダを健康な状態に保つには、日常生活において様々な事に気を配る必要があります。

もっとも大切なことは『食事』。

おそらくほとんどの人がそう考えることでしょう。

ただひとつ問題は、毎日の食事がカラダの中でどのように役立っているのかは目に見えない、ということです。

エビデンスの確かな知識を得て、ひとつひとつを試しながら健康という『体感』を得る。

一番の安心材料は、それを繰り返すことにありますが、そう簡単に続けられるものではありません。

何よりもまず、料理の楽しさをはじめに知ってもらい、そこから自然なカタチで免疫力を上げる知恵を身につけて欲しい。

この本はそんな思いから生まれました。

本書を通じて、ご自身と家族の健康を守るヒントがたくさん見つかること。

そして、皆さまのもとに一日でも早く幸せな日々が戻ることを、切に願っております。

健康料理家・OSクッキングサロン主宰

川上晶也

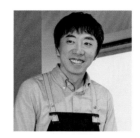

川上晶也
−かわかみ あきや−
（健康料理家／OSクッキングサロン主宰）

1972年生まれ。大人の食育をテーマにした誰でも
手軽に楽しめる健康レシピや食事法を提案し、講演・
イベント・健康番組などにも多数出演。近年はレト
ルト食品の開発や飲食店のプロデュースも手掛ける。
主な著書・レシピ考案に『帰宅して10分で作れる糖
質制限やせる夜ごはん』(芸文社)、『楽うま健康寿命
レシピシリーズ』(オークラ出版)『決定版「デブ菌」
が消えて「ヤセ菌」が増える腸活×菌活レシピ100
女性のお悩みすべて解決』(徳間書店)などがある。

【川上晶也公式ホームページ】
https://oscs.jp/

川上晶也の
「コロナに負けない！」
健康レシピ手帖

第1刷　2020年6月30日発行

著　者　　　川上晶也

カバーデザイン　本田弓子（ピーエーディー）

編集・デザイン　株式会社ピーエーディー
山口香奈子　栗田正史

発行人　小宮英行
発行所　株式会社　徳間書店
　　　　〒141-8202　東京都品川区上大崎3-1-1
　　　　目黒セントラルスクエア
電　話　編集（03）5403-4332
　　　　販売（049）293-5521
振　替　00140-0-44392

印刷・製本　大日本印刷株式会社